食べものが劣化する日本

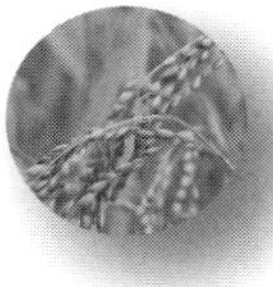

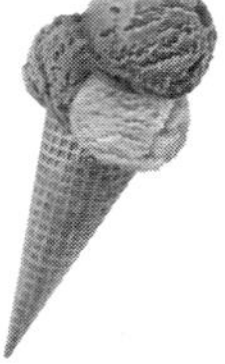

命をつむぐ種子と安心な食を次世代へ

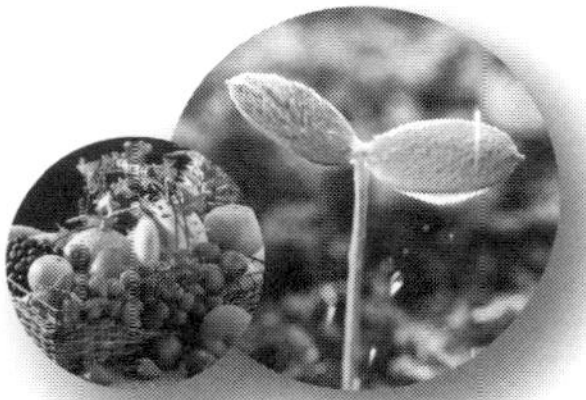

食政策センタービジョン21代表
安田節子 著

食べもの通信社

読者のみなさまへ

かつて日本は、食品公害事件を教訓に、世界でも厳しい食品安全規制が行われている国でした。しかし、農産物輸出大国である米国は、日本に農産物の輸入拡大と農薬などの食品安全規制の緩和を要求し続けてきました。国際的には、農薬や遺伝子組み換えなどによる健康や環境への影響が明らかになり、規制や禁止する国々が広がっています。それに逆行して、日本の食品行政が規制緩和を続けていることは非常に大きな問題です。

私は長年、生活者として遺伝子組み換え食品など食の安全を求めて運動してきましたが、いまかつてない危機感をもっているのは、2018年3月末に主要農作物種子法（種子法）が廃止になった問題です。種子法廃止は、コメなど穀物種子を内外のアグリビジネスに明け渡すことになり、日本の食料安全保障の根幹を揺るがす重大な事態です。いま日本の食料自給率は37%、過去最低です。遠からず日本は食料の自給能力を失って、米国に食料を握られ、従属化の総仕上げになると強く危惧しています。

本書では、こうした食料の安定供給と安全性が危機に瀕している実態と、粗悪な輸入食品の吹き溜まりになった日本の食事情を取り上げました。

いま日本の医療費は増大し続け、17年度は過去最高の42兆円を超えて、50年前と比べて

100倍になっています。医療が進歩しているにもかかわらず、病気の人が増え続けている背景に、国民の健康を支える食べものの質の劣化が関係していると考えざるを得ません。たとえば、日本で使用量が多い有機リン系やネオニコチノイド系農薬は、神経毒性がある農薬です。新生児期と思春期に微量でも繰り返し農薬にさらされると、自発性行動の障害、学習や記憶能力の障害が起こると指摘されています。

本気でいま脱農薬社会へ転換しなければ、取り返しがつかない瀬戸際にきています。この社会をこのまま次代に引き渡すわけにはいきません。真っ先に子どもたちを安心な食べもので守る必要があります。

韓国ソウル市は、2021年から市のすべての小・中・高校で「オーガニック無償給食」を施行すると発表しました。日本も全国で有機・無償の学校給食を実現していくなら、日本の有機農業は大きく広がるでしょう。本書を通して未来の世代のために、食の安全が保障され、有機農業国に転換していく思いを共有していただくことができれば幸いです。

2019年9月

安田節子

＊本書は全国商工新聞（全国商工団体連合会発行）のコラム「いのちを紡ぐ食　種子と食べ物を守る」（18年4月から19年3月まで）として連載した原稿に加筆したものです。

もくじ

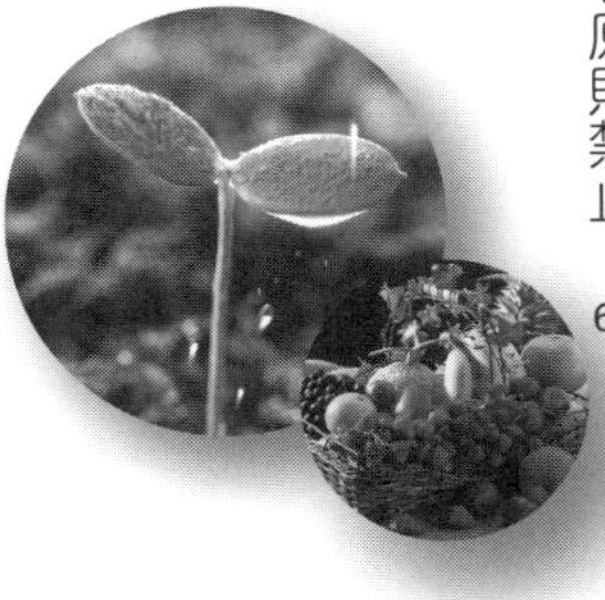

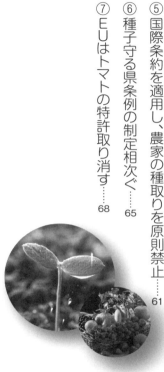

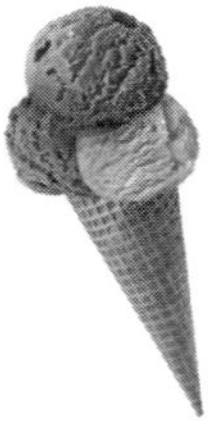

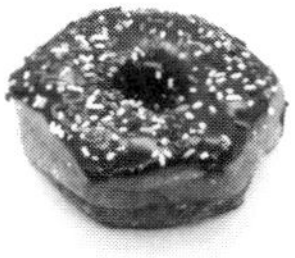

第10章　食料主権の確立が私たちの生命と環境を守る……177

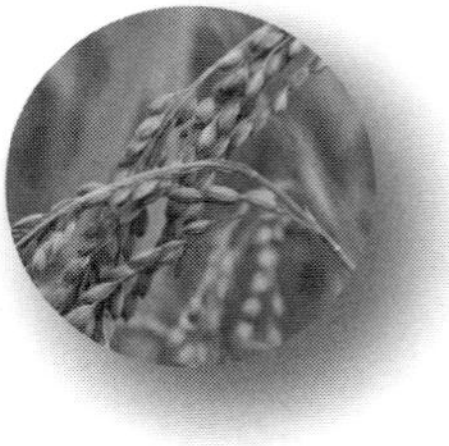

参考文献一覧

『種子法廃止でどうなる？　種子と品種の歴史と未来』農文協編　農文協
『自殺する種子　アグロバイオ企業が食を支配する』安田節子　平凡社
『TPP反対は次世代への責任』農文協編　農文協
『知っていますか？　斑点米と農薬とミツバチ大量死』米の検査規格の見直しを求める会
『わが子からはじまる食べものと放射能のはなし』クレヨンハウス・ブックレット　安田節子

●装丁―守谷義明＋六月舎　●組版／食べもの通信社デザイン室

第1章

遺伝子組み換え作物は安全か

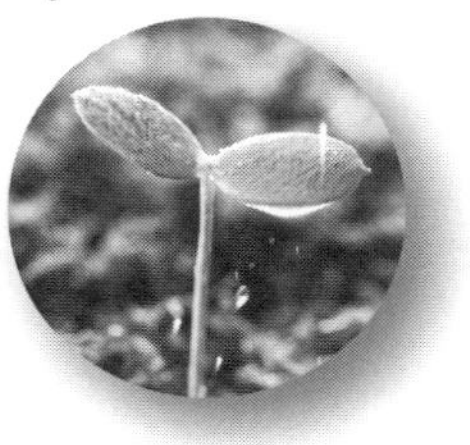

1 遺伝子組み換え作物の標的は日本

米国から遺伝子組み換え作物の輸出が始まった1996年末以来、日本は毎年大量の遺伝子組み換え作物を輸入し、すでに年間約2000万トンに及ぶ世界一の輸入大国になっています（表①）。

日本は遺伝子組み換え作物の栽培国ではないものの、8つの遺伝子組み換え作物*[1]が認可されています。そのうち日本の市場に流通しているのは、大豆、トウモロコシ、綿実、ナタネの4種類です。他の4つの作物は、いまのところほとんど流通していません。

これらの作物の主要な輸出国では、高い割合で遺伝子組み換え品種が生産されており、日本に輸入されている4つの作物は、いずれもほぼ90%が遺伝子組み換え品種だと推定されます（表②）。

これらの作物は、主に食用油の原料で、マーガリンやドレッシング、マヨネーズなど私たちにとって身近な食品になります。また、トウモロコシや搾油された後に残った大量の大豆かすは、家畜飼料として使用されています。

遺伝子組み換え作物で一番の特性は、除草剤耐性です。除草剤成分に耐性をもつ微生物の遺伝子が組み込まれていて、除草剤を浴びても枯れない

表① 日本の遺伝子組み換え作物の輸入量推定（2016年）

作物 () 内は日本の自給率	日本への主要な輸出国 () 内は各国の GM 作物比率	作物の総輸入量 (単位：千トン)	うち組み換え作物の推定輸入量 (単位：千トン)	組み換え作物推定輸入比率
トウモロコシ (自給率 0%)	米国（93%）	15,342	13,691	89%
	ブラジル（85%）			
大豆 (自給率 7%)	米国（94%）	3,132	2,917	93%
	ブラジル（94%）			
	カナダ（94%）			
ナタネ (自給率 0%)	カナダ（93%）	2,366	2,118	90%
	オーストラリア（22%）			
ワタ (自給率 0%)	オーストラリア（100%）	100	88	89%
	ブラジル（73%）			
	合計	20,939	18,814	90%

財務省「貿易統計」および「ISAAA Brief52: Global Status of Commercialized Blote/GM Crops: 2016」をもとにバイテク情報普及会がとりまとめた試算

性質をもっています。

「ラウンドアップ」（主成分グリホサート）は、すべての植物を枯らすことができる除草剤で、作物のある農地には散布できませんでした。しかし「ラウンドアップ」に耐性をもつ遺伝子組み換え作物なら、ラウンドアップを浴びても枯れず、雑草だけ枯れます。

除草の手間がかからないとして脚光を浴び、米国で遺伝子組み換え大豆の作付けが広がっていきました。その畑にはラウンドアップが大量に散布され、大豆に残留するようになりました。そのため、米国は大豆のラウンドアップの残留許容値として20ｐｐｍ[*2]を設定しました。

日本は米国産の大豆を受け入れるために、それまで6ｐｐｍだった許容値を米国の基準

表② 遺伝子組み換えの作付け割合の高い国から日本は食料を大量輸入

品種と作付け国		2014年の遺伝子組み換えの作付け割合	日本の輸入の割合（2013年）	日本の各品種の自給率（2013年）	食卓に出回る割合
トウモロコシ	米国	93%	44.8%	0.0%	73.6%
	ブラジル	68%	30.4%		
	アルゼンチン	85%	13.3%		
大豆	米国	94%	60.1%	6.0%	84.3%
	ブラジル	88%	23.5%		
	カナダ	94%	13.7%		
ナタネ	カナダ	95%	93.8%	0.0%	89.1%
綿実（食用）	豪州	99.5%	94.6%	0.0%	94.1%

2014年の作付け割合は、全作付け面積の中の遺伝子組み換えの割合トウモロコシのブラジル、アルゼンチン、大豆のブラジル、カナダ、綿実の豪州の作付け割合は2013年

出典：ISAAA、米農務省、農水省などより計算

に合わせて20ｐｐｍに緩和したのです。

さらに米国は２０１３年に許容値を40ｐｐｍに緩和しました。雑草がラウンドアップに耐性をもつようになったため、除草剤の散布量を増やす必要が出てきたからです。日本は再び、この緩和された許容値を受け入れるのではないでしょうか。

遺伝子組み換え作物のもう1つの特性は、殺虫毒素をもつことです。殺虫毒素をもつ微生物の遺伝子が組み込まれた作物は、すべての細胞に殺虫毒素が作られ、これを食べた虫は死ぬのです。

このような遺伝子組み換え作物を私たちは食べているのです。

〔＊1〕認可されている8つの遺伝子組み換え作物：大豆、トウモロコシ、綿実、ナタネ、テンサイ、ジャガイモ、アルファルファ、パパイア。

〔＊2〕ｐｐｍ：１００万分の1。たとえば食塩０.００1gを含む１kgの食塩水濃度が1ｐｐｍ。

2 ラットに巨大腫瘍　揺らぐ遺伝子組み換えの安全性

現在、日本で流通している遺伝子組み換え作物の性質としては、除草剤耐性と殺虫毒素生成のどちらか、または両方が含まれています。ほとんどの食品に遺伝子組み換え表示がされていないため、私たちはそれとは知らずに口にしています。また、遺伝子組み換えトウモロコシは、飼料用に大量に輸入されています。

殺虫毒素を検出　腸内細菌が減少

遺伝子組み換え作物は、米国からの輸出が始まって20年が経ちました。納得できる安全の確認なしで、輸入が継続されているのですが、その間に世界ではその安全性に疑義を示す研究がいくつも発表されています。

ロシアの科学アカデミーのイリーナ・エルマコバ博士は、遺伝子組み換え大豆を食べさせた母ラットの実験（２００５年発表）で、子ラットの死亡率が著しく高くなり、51・6％（通常大豆では10％）もの高率だったと指摘しています。これは、大豆を日常的に食べている日本人にとってショックな内容です。

また、カナダのシャーブルック医科大学産婦人科医師らの調査（2011年）では、遺伝子組み換え由来の殺虫毒素やその分解物が、93％の妊娠女性の血液から検出され、80％の女性の臍帯血《さいたいけつ》（へその緒と胎盤の血管の中に残った血液）からも検出されたと報告されています。

殺虫毒素生成の遺伝子組み換え作物には、すべての細胞に殺虫毒素が含まれています。開発した企業は、「殺虫毒素は標的の害虫にだけ作用し、ヒトが食べても腸液で分解されてしまうから影響はない」と主張してきましたが、その一部は分解されずに血液に入って全身をめぐり、胎児にまで及んでいることがわかったのです。

フランスのカーン大学のセラリーニ教授らの実験（2012年）では、ラットに遺伝子組み換えトウモロコシ、ラウンドアップ水溶液、その両方を餌として与えた3つの実験いずれでもラットに巨大腫瘍ができ、次々と早期に死亡しています（次ページ写真）。

これまで動物への給餌《きゅうじ》実験は3カ月しかされませんでした。この大がかりな実験では、ラットの寿命に匹敵する2年間という長期で、通常60匹から90匹程度で行われる実験規模も、200匹という規模でした。

メスでは大きな腫瘍の発生率が高く、その大半が乳がんでした。オスでは肝機能障害と腎臓の肥大など解毒臓器への影響が顕著でした。

エジプトのタント医科大学の研究チームの実験（2017年）では、殺虫性トウモロコシで腸の粘膜腺に異常が起こり、とくに十二指腸と回腸の間にある空腸組織を損傷し、大きく変化させていました。研究チームは、殺虫毒素の直接的な影響と腸内細菌の減少による間接的影響が疑われると

ラットの巨大腫瘍（カーン大学）

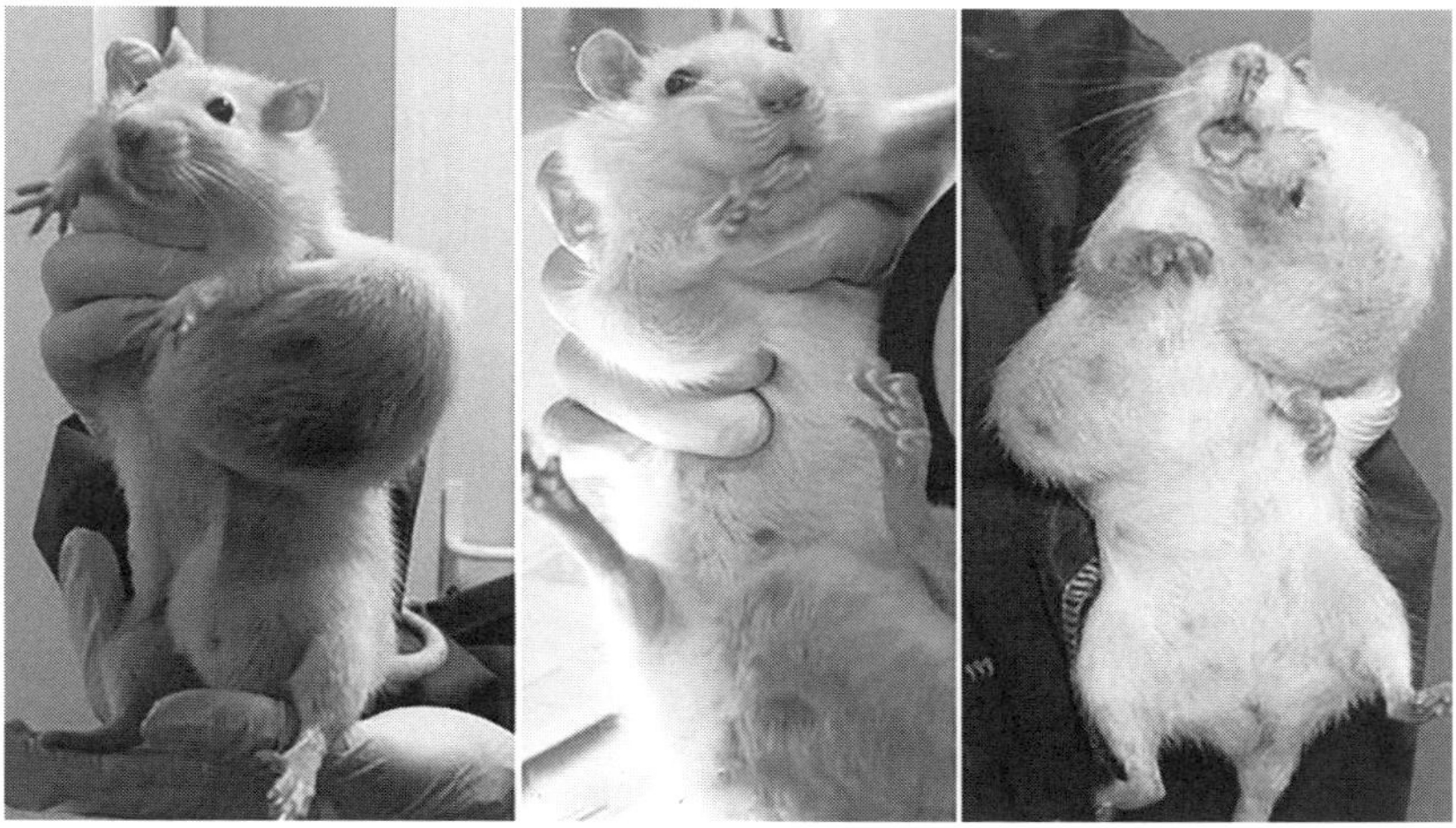

遺伝子組み換えトウモロコシを与えたラット

遺伝子組み換えトウモロコシとラウンドアップ水溶液の両方を与えたラット

ラウンドアップ水溶液与えたラット

発表しました。腸内細菌の減少は、体全体の健康にも影響すると思われます。

3 遺伝子組み換えのイネに異議あり

　日本の遺伝子組み換え農産物の認可数は309品種*1もあり、世界一です（表③）。遺伝子組み換えの最大の開発国である米国の197品種目よりも多いのです。世界一の食糧輸入国日本に、米国のみならず世界中の遺伝子組み換え開発企業から認可申請が集まるからです。日本政府は、貿易障壁としないように、ひたすら開発企業からの認可申請に認可を出し続けています。

　のちほど詳しく紹介しますが、種子法廃止*2で公的種子*3に代わり、遺伝子組み換えを開発する多国籍企業が参入し、将来、日本国内で遺伝子組み換え種子の販売・生産を始めることが懸念されます。すでに日本国内で栽培が可能な遺伝子組み換え農作物は、118品種あります。このうちトウモロコシが76品種でもっとも多く、次いで大豆が21品種です。

　トウモロコシはデントコーンという加工用・家畜飼料向けの品種で、輸入品が圧倒的に安いため、国内生産はいまのところ、現実味はありません。また、大豆については、北海道など大規模生産が可能な地域で生産が始まる可能性はあります。実際、生産しようとした農家が出てきましたが、道

表③ TPP推移後、GM認可数が急拡大

	2015年11月1日	2017年1月29日	2018年1月2日
日本	214	232	309
米国	187	195	197
韓国	136	149	164
インド	11	11	11

農水省データ 「我が国への作物別主要輸出国と最大輸出国における栽培状況の推移」
http://www.maff.go.jp/j/syouan/nouan/carta/zyoukyou/attach/pdf/index-28.pdf

やJA、近在の農家たちが断念させたという経緯があります。

消費者の遺伝子組み換えに対する拒否感は強く、遺伝子組み換え生産の報道で、地域の農作物全般が風評被害に遭って売れなくなれば、甚大な損害を受けることや、ひとたび生産すれば、非遺伝子組み換えの大豆が遺伝子汚染を受けるなど、取り返しがつかなくなるからです。

遺伝子組み換えイネに集中する日本

カーネーションを例外として、これまで日本の企業が開発・商品化した遺伝子組み換えの農産物は1つもありません。遺伝子組み換え農産物は、国内市場で受け入れられないという判断から、企業は遺伝子組み換え農産物の開発・商品化からは撤退しています。

こうした市場の判断に加えて、特許の問題があります。遺伝子組み換え技術の基本特許は、米モンサント社など海外企業に握られていて、商品化のためにその特許を使用する場合は、莫大な特許料を支払わなくてはなりません。そのため、商品化しても、高価格になるので市場競争力がなく、高額の特許料を回収できる保証もないのです。

ただし、農林水産省は、国際的な特許競争に勝ち残らなければならないという国家的命題を掲げ、イネ品種の「日本晴」の全ゲノム解読に取り組み、２００４年12月に完了しています。今後、有用な遺伝子を同定して、遺伝子組み換えイネの作出を実現し特許を獲得すれば、イネに強い関心をもっているモンサントなどがもつ基本特許とクロスライセンス*4が可能になります。そうなれば、遺伝子組み換え新品種の商品化、市場の創出ができると構想しているのです。

農水省傘下の試験研究機関では、遺伝子組み換えイネの開発が進められ、17年5月現在、野外栽培試験の段階まで進んでいるプロジェクトが21品種あります。

「花粉症緩和米」は、マスメディアにもしばしば取り上げられているので、ご存じの方も多いでしょう。これまでの遺伝子組み換え作物には消費者のメリットがなかったため、消費者に受け入れられなかったと考えた農水省は、消費者に受け入れられるものを作ろうとしているのです。

この「花粉症緩和米」は、スギ花粉症の原因となるスギ花粉ペプチドを生み出す遺伝子を導入しています。この米を食べ続けると、「減感作」作用によって花粉症が緩和されると説明されています。しかし、農水省の思惑に反して厚生労働省が食品としては認めず、医薬品としたため、厳しい安全性試験をクリアしなくてはならなくなりました。そのためまだ販売されていません。

しかし考えてみると、スギ花粉症の減感作療法の治療薬がすでにあり、薬剤は成分の量が一定していて、服薬の量や回数が管理できます。それを成分量が必ずしも一定ではない食材から、また、管理が容易ではない食事からわざわざ摂取する意味があるのでしょうか。

ニワトリやウナギの遺伝子をイネに

日本では、2018年に入って動物の遺伝子を使った遺伝子組み換えイネの野外栽培実験が申請されています。ニワトリの遺伝子を組み込んで、血圧降下の効果があるとされるたんぱく質をイネの胚乳の中に作り出すことをねらった遺伝子組み換えイネです。これは花粉症の「減感作」作用をねらったイネと同様、医薬品としての安全審査が必要になるでしょう。

もう1つは、ゲノム編集によって一部の遺伝子機能を失わせ、そこにヤツメウナギの遺伝子などを組み込んだ収量増加を目的とするシンク能改変イネ*[5]の開発です。

ゲノム編集も遺伝子組み換え技術と同様に、基本特許はすでにモンサントやデュポンが独占しています。日本政府は、遺伝子組み換えやゲノム編集を最先端技術産業の中核と位置づけていますが、特許戦争に遅れて乗り込んでも、敗退することは目に見えています。なにより消費者は、遺伝子組み換え食品を食べたくないのです。国費をかけた遺伝子組み換えイネの開発という愚かしい行為は、即刻中止してほしいものです。

国際的な有機農産物の認証基準では、遺伝子組み換えは認められていません。有機農業への転換こそいま必要な政策です。

〔＊1〕現在認可されている遺伝子組み換え作物は8作物。
〔＊2〕種子法廃止：2018年4月「主要農作物種子法（1952年に制定）」廃止。
〔＊3〕公的種子：農業試験場など都道府県の公的試験研究機関が育成、提供する種子。
〔＊4〕クロスライセンス：権利者がそれぞれの所有する権利を使用することを相互に許諾すること。
〔＊5〕シンク能改変イネ：光合成産物を蓄えることのできる稲穂の容量（モミの数とモミの大きさ）を拡大することで、収量増加を目的とするイネ。

4 輸入解禁される遺伝子組み換えジャガイモ

輸入禁止のジャガイモを解禁

日本のジャガイモの自給率は69％（２０１７年度）ですが、国内生産量の８割を占める北海道産ジャガイモの生産量は、減り続けています。その原因の１つは気候変動です。北海道で気温上昇が急速に進み、これまでなかった台風の直撃も受けるようになりました。この気候変動の影響で、ジャガイモの収穫が甚大な被害を受け、ポテトチップスが販売停止や数量限定販売になるなどの事態も起きています。

一方、増え続ける輸入ジャガイモの８割は米国産です。フライドポテトなどの冷凍加工品や乾燥マッシュポテト（ポテトフレーク）などの調製品の輸入が増加し、ポテトチップスの製品輸入も増加しています。

生鮮ジャガイモは植物防疫法で、病害虫が発生している国からの輸入が禁止されています。もっとも恐ろしい病害虫は、シストセンチュウで、ジャガイモの生産に壊滅的な打撃を与えます。ジャガイモの根に寄生して養水分の吸収を妨げ、枯死させてしまうのです。この線虫は低温や乾燥に強く、土の中で10年以上生き続け、増殖率が高く、防除が困難で根絶はまず不可能といわれています。

このシストセンチュウが発生していたため、米国からの生鮮ジャガイモは、輸入禁止の措置が取られていました。

この輸入禁止措置に対して、米国は生鮮ジャガイモの輸入解禁を日本に要求し続け、病虫害の侵入防止策として、ポテトチップス用ジャガイモを日本の加工場まで完全密封して直接搬入する方法や、未発生の生産地のジャガイモに限定して輸出することなどを提案してきました。

2006年2月、ついに農水省はポテトチップスの加工用に限って、北海道の新ジャガが出る前の2月から6月末までの間、港がある地域内のポテトチップス加工施設に限定するという条件で輸入を解禁しました。

ところがその2カ月後の4月、アイダホ州でシストセンチュウが発生し、再び輸入全面停止の措置が取られました。翌年、アイダホ州産以外の輸入が再開されましたが、17年には安全が確認されないアイダホ州の2つの郡のジャガイモを除いて、アイダホ州のジャガイモも輸入禁止が解かれました。

ジャガイモの一大生産地のアイダホ州産の輸入解禁は、日本国内のジャガイモ生産者に大きな影響を与えると懸念されています。

衝撃でも黒く変色しないジャガイモ

輸入ジャガイモは輸送時にぶつかりあい、その衝撃で黒く変色してしまうため、商品化の歩留まりが悪いことが輸入時のネックでした。

この懸案の解決に、米シンプロット社が遺伝子組み換え技術を採用することで、衝撃を受けても変色しないジャガイモを開発しました。新しい「RNA干渉法」＊[1]を応用したものです。変色防止のほかに、ジャガイモを高温加熱＊[2]すると生まれるアクリルアミド（発がん物質）も低減すると宣伝しています。

2017年、厚労省はこの「RNA干渉」ジャガイモを食品および飼料として承認しました。RNA干渉法は、DNAの遺伝情報を伝えるRNAの機能を壊す技術です。しかし、RNA機能の完全な喪失が実現できないことや、目的とする遺伝子以外への影響が懸念されることがあり、予想外の性質をもったジャガイモが生まれる可能性があるとして、多くの科学者が安全性に疑問を投げかけています。

遺伝子組み換えジャガイモの表示義務の対象は、ポテトチップスなどのスナック菓子や、カットされた冷凍ジャガイモなどに限定されています。外食産業のフライドポテトに表示義務はありません。

日本政府は、米国のいいなりに輸入解禁するのではなく、国産ジャガイモの生産支援にこそ取り組んでほしいものです。

外食8社に使用予定の質問状

2017年12月、市民団体「遺伝子組み換え食品いらない！　キャンペーン」が、「RNA干渉」ジャガイモの使用予定について、日本マクドナルド、日本KFC、ロッテリア、モスフードサービス、ファーストキッチン、すかいらーく、ココスジャパン、ロイヤルホストの8社に質問状を送りました。

これに対し、ロッテリアは「回答しない」と回答自体を拒否。7社が回答し、うち6社は使用する予定がないと回答、ココスジャパンは現段階では使用を検討していないとの回答でした。

国産ジャガイモ使用を求める消費者の声を店や企業に直接伝えることが、もっとも効果的な消費者運動かもしれません。これは1人からでもできます。

〔＊1〕「RNA干渉法」：DNAの遺伝情報を伝えるRNAの機能を壊す遺伝子組み換え技術。
〔＊2〕ジャガイモの高温加熱：フライドポテトは、アクリルアミドの副生があり、頻繁に食べないことが肝要。このほか、油分、塩分なども要注意。

5 遺伝子組み換えサケが食卓に!?

2017年8月、世界で初めて食用の遺伝子組み換え動物が、カナダで販売されました。米アクアバウンティ社*が開発した遺伝子組み換えサケです。

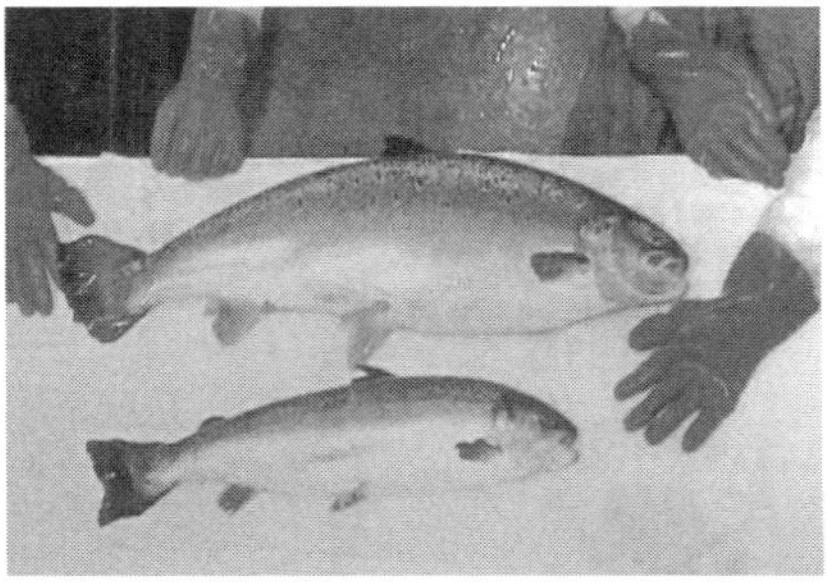
普通の鮭と比べて大きい遺伝子組み換えサケ
(日本消費者連盟提供)

通常、サケは暖かい季節にだけ成長ホルモンを分泌しますが、この遺伝子組み換えサケは、キングサーモンの成長ホルモン遺伝子と、その遺伝子を連続的に活性化させるために深海魚のゲンゲの遺伝子を組み入れ、1年中活発に成長ホルモンを分泌させています。その結果、通常の2倍のスピードで成長し、出荷サイズになるには30カ月が必要なところ、その半分の16~18カ月で出荷できます。

じつは、15年、米国食品医薬品局(FDA)は、遺伝子組み換えサケを認可し、表示不要としていましたが、すぐに連邦議会上院の決定によって、表示のガイドラインができるまでは、販売されないことになっていました。

その間、先にカナダが遺伝子組み換えサケを認可したため、アクアバウンティはカナダのプリンスエドワード島の施設で遺伝子組み換えサケの受精卵を生産。パナマの山中にある水槽に移送し、養殖したものがカナダで出回っているのです。

その後、19年3月に米国政府が流通禁止を解除したため、アクアバウンティ社は、カナダから遺伝子組み換えサケの受精卵を米国インディアナ州に設立予定の施設に出荷し、米国内で遺伝子組み換えサケを生産・販売する計画を立てています。

遺伝子組み換えサケが在来種を脅かす

遺伝子組み換えサケは、成長ホルモンに関連したインスリン様ホルモンが、自然のサケに比べて高い濃度にあるとされています。どれくらい高いと、人体の血中のホルモンレベルに影響するのかは明らかではありませんが、いくつかの研究によれば、血中のインスリン様ホルモンの濃度は、がんのリスクと関係することが示唆されています（２０１３年5月、日本糖尿病学会と日本癌学会の合同委員会発表）。

遺伝子組み換えサケは、普通のサケの最大25倍くらいまで大きくなります。海に逃げ出したりすれば、大量に餌を食べるうえに、天然サケと交雑した場合、在来種を脅かすなど、生態系に悪影響を及ぼすと指摘されています。

米国やカナダの消費者、動物福祉団体（動物が受ける痛みや苦しみを最小限にして、快適性に配慮した飼育管理を求める）や環境保護団体、漁業者などが強く反対しています。

これらの指摘に対して、アクアバウンティは、サケの受精卵は陸上の水槽で生産し、しかも不妊化したメスだけが養殖用として販売され、施設内で飼育されるので、自然環境中で子孫を残すことはないとしています。

しかし、米国の「食品安全センター」によれば、アレルギー反応の安全性試験に使用された遺伝子組み換えサケの肉はごくわずかな量でしかなく、安全性試験の信憑《しんぴょう》性に疑問があること、また、遺伝子操作技術と飼育環境の管理が完璧とはいいがたく、不妊化処理も最高5％が不妊でない可能性があると指摘しています。

米国で不買運動、日本に輸出？

米国では、遺伝子組み換えサケの不買運動が展開され、約9000の食料品店やレストランなどが取り扱わないことを宣言しています。さらにセーフウェイ、ホールフーズなど大手食品チェーンも、遺伝子組み換えサケの販売はしないと明言しています。

遺伝子組み換えサケについて、日本での承認申請はまだ出されていません。しかし日本は、大量のサケを輸入しており、遺伝子組み換えサケが紛れ込んでくる可能性は否定できません。

厚生労働省は2017年8月、遺伝子組み換えサケの検査方法を定め、①生サケなど（スモークサーモン、缶詰、フレークなど）、②乾燥製品（ふりかけ、お茶漬けなど）、③サケの卵（スジコ、イクラ）およびその加工品に遺伝子組み換えサケが混入していないかの検査を開始しました。

しかし、そもそも遺伝子組み換え動物の食品としての安全性をどう評価すればよいか、いまだその検証方法さえ確立していません。遺伝子組み換え植物の安全性評価に準じる程度で済ますのであれば、植物より何倍も複雑な構造と生理作用をもっている動物の安全性評価として、あまりにも乱暴かつ非科学的であるといわざるを得ません。

食品の生産では、効率や経済性が最優先され、牛や豚、鶏も魚も食品に加工されるものすべてで、成長の速度を速めることが追求されています。それは遺伝子組み換えの導入であったり、抗生物質やホルモン剤を使うことであったりするのです。

生き物はそれぞれの種ごとに、成長の時間が遺伝子で定められています。その生命の摂理を破壊した遺伝子組み換えサケは、不自然な食べものなのです。

組み換え禁止が世界的な流れに

２００９年、米国環境医学会は遺伝子組み換え作物について、公式見解を発表しています。過去の動物実験を分析した結果、①免疫システムへの悪影響、②生殖や出産への影響、③解毒臓器（肝臓、腎臓）に傷害が起きているとし、遺伝子組み換えの流通を止めるべきだと提言しています。そして、長期の安全性実験が不可欠で、遺伝子組み換えの表示が必要だと指摘しました。しかし米国政府は、いまだにこの提言を食品安全政策に反映しようとしていません。

欧州連合（ＥＵ）では、ＥＵが認めた遺伝子組み換え品種について、その利用を加盟国の裁量に委ねるとする理事会指令（15年）が出され、加盟28カ国のうち19カ国が遺伝子組み換え品種の流通禁止を決定しています。ロシアは16年、遺伝子組み換え食品の輸入と栽培を禁止し、ドイツ連立政権の予備交渉では、遺伝子組み換え作物の禁止で合意（18年1月）がされています。

英国とスコットランドは、学校給食に遺伝子組み換え食品を使用することを禁止し、レストランメニューに表示を義務化しています。台湾は、米国から大量の大豆を輸入していますが、15年、学校給食には遺伝子組み換え大豆の使用を禁止しています。遺伝子組み換え規制で先行しているのが、インドのシッキム州です。非有機農産物の輸入・販売の禁止（18年4月）を決定し、農薬の使用も遺伝子組み換えも禁止しているのです。

日本も国民の健康を第一にする政治を取り戻し、遺伝子組み換え農作物の輸出国からの外圧をはねのけ、食卓から遺伝子組み換えを排除していかなければなりません。

〔*〕アクアバウンティ：アクアバウンティ・テクノロジー。米国のバイオテクノロジー企業。

6「遺伝子組み換えでない」の表示が消える

5％混入しても「不使用」と表示

米国では遺伝子組み換え大豆の作付け割合が94％（2014年）を超えています。したがって、米国から輸出される大豆は、ほとんどが遺伝子組み換え大豆と考えてよいでしょう。

食品メーカーは、遺伝子組み換えでない（非遺伝子組み換え）大豆を分別して輸入し、表示対象食品に「不使用」表示をしてきました。つまり、分別されていない輸入大豆は、ほとんどが遺伝子組み換え大豆なのです。

遺伝子組み換え食品を避けるには、「国産大豆100％」と表示された食品を選ぶのがベストです。次善の選択は、非遺伝子組み換え大豆を分別して輸入した「不使用表示」の大豆製品です。次善の選択というのは、非遺伝子組み換え大豆を分別して輸入しているといっても、じつは100％非遺伝子組み換え大豆ではないからです。

米国の大豆生産地で非組み換え大豆を調達しても、流通の各段階（農場→トラック→カントリーエレベーター→はしけ→船底倉庫）で、遺伝子組み換え大豆が1％くらいずつ残っていて混入が避けられない、それを積み上げると5％くらいになるというのが米国側の言い分なのです。これを受け入れ、日本は5％未満なら「意図せざる混入」として認めているからです。

遺伝子組み換え大豆は、普通の大豆と混載して米国から輸出されますので、普通の大豆がほしいというと、特別に分別しなければならないからと、輸入のさいに割増金が課されるようになりました。それも、遺伝子組み換え大豆5％という高い混入率のものを、プレミアム価格で買わされているのです。

遺伝子組み換え表示の対象食品では、原材料の上位3品目で、かつ重量比5％以上の遺伝子組み換えを含む場合に「遺伝子組み換え不分別」（つまり、遺伝子組み換え作物を含有しているという意味）の表示が義務づけられています。5％混入で「遺伝子組み換え不分別」の表示が必要なのに、5％未満なら意図せざる混入として「不使用」（つまり、遺伝子組み換え作物を含有していないという意味）の表示を認めていることに首をかしげざるを得ません。ちなみに台湾、韓国が「意図せざる混入」として認めている率は3％、EUは0・9％未満なのです。

米国のための食品表示の規制緩和

消費者庁は2018年3月末、遺伝子組み換え食品表示の見直しをまとめました。これによると、「（遺伝子組み換え）不使用表示ができるのは混入がゼロ（検出限界以下）のもの」としました。一見真っ当な表示に改善されたと思われますが、じつはこの見直しで「不使用表示」の食品が姿を消すことになります。

なぜなら、米国はこれまでどおり、非遺伝子組み換え大豆として混入率5％未満のものを輸出してきます。「混入がゼロ」のものは輸出されないのです。そのため、日本の食品業者は輸入大豆を使う限り「不使用表示」ができなくなるのです。「不使用表示」を嫌い、遺伝子組み換え作物を輸出したい米国が喜ぶ表示の規制緩和になったのです。

ただし、国産大豆100％使用の食品には「不使用表示」ができます。消費者はこれを選択して、国産大豆の生産を増やしていきたいものです。

遺伝子組み換えの加工食品はたくさんありますが、大豆を原料にする食品で遺伝子組み換え大豆の使用が表示されるのは、豆腐、納豆、みそと、ごく少数なのです。わけても食用油や国産大豆使用以外のしょうゆは、原材料のほとんどが遺伝子組み換え作物なのに表示がされません。

これは、最終製品を検査して組み換え遺伝子やそれに由来するたんぱく質が検出される食品に限って、遺伝子組み換え表示を義務づけているからです。食用油は組み込まれた遺伝子やたんぱく質の検出が困難、しょうゆは発酵過程で分解しているため検出は困難という理由で、表示対象から除外されているのです。

一方、EUでは原料作物の段階で遺伝子組み換えの混入率が0・9％以上あるものは、すべての食品（食用油もしょうゆも）に遺伝子組み換え表示を義務づけています。日本も、最終製品で組み込まれた遺伝子やたんぱく質が検知できるかどうかではなく、原料作物に遺伝子組み換え混入があるものは、必ず表示する制度に変更すべきなのです。そうすれば、全食品に表示が可能になります。しかし、消費者庁の検討会は、全面表示を実現するための議論をまったくしませんでした。

ＴＰＰ11の発効と遺伝子組み換え問題

２０１８年12月末に発効したＴＰＰ11＊は、ＴＰＰ協定をそっくり組み込んだものです。米国が離脱したことで規定の一部が凍結されましたが、当初のＴＰＰ協定(米国が先導した12カ国の協定)がもっていた本質は、ほとんど変わっていません。オーストラリア、ニュージーランド、カナダなどの農業大国に、日本の市場を大幅開放するこのＴＰＰ11の発効によって、日本の農業は多大な打撃を受けるようになります。

13年の国会決議で「除外または再協議の対象とする」とされていた、コメ・牛肉・乳製品などの重要5品目について、関税が3割も削減され、野菜や果物、林・水産物のほとんどの関税が撤廃されることになります。

米国のライトハイザー通商代表は、「農業分野の市場拡大は日本が第一の標的になる」「2国間交渉ではＴＰＰ交渉を上回る合意をめざす」と述べ、さらにペンス副大統領は、日米経済対話が日米ＦＴＡ（自由貿易協定）に発展する可能性に言及しています。米国は、日本をターゲットにしてＴＰＰ協定以上の農業分野の市場拡大を求める戦略なのです。

遺伝子組み換えとＴＰＰ協定の関連でいえば、ＴＰＰ協定に遺伝子組み換え作物の輸入促進条項があるため、日本政府は認可を促進しているのです。協定では、遺伝子組み換え作物の安全性評価の審議会に、開発企業などの利害関係者を参加させる規定があり、これによって認可を加速させることなどが目論まれています。

遺伝子組み換え作物の主要生産国である米国の要求に応じて、日本はさらに遺伝子組み換え作物を輸入拡大していく政策を強化していくでしょう。

〔＊〕ＴＰＰ11：「環太平洋パートナーシップに関する包括的及び先進的な協定（ＴＰＰ11協定）」。経済連携協定。参加11カ国（オーストラリア、ブルネイ、カナダ、チリ、日本、マレーシア、メキシコ、ニュージーランド、ペルー、シンガポール、ベトナム）。２０１８年12月30日に発効。

第2章 ゲノム編集食品が登場する

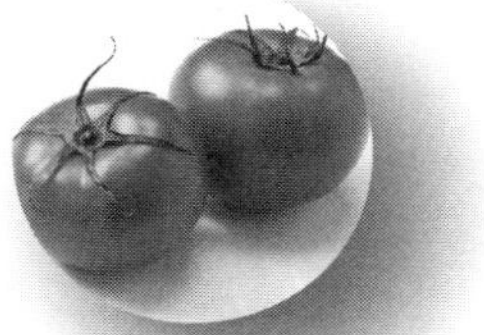

1 遺伝子を破壊して生物を改造するゲノム編集技術

　ゲノム編集は、操作が比較的簡単で成功率が高いことから、遺伝子組み換えの第2世代の技術としてその開発と応用化が急速に進んでいます。遺伝子組み換え技術は、別の生物の遺伝子を組み入れて、これまでにない性質を作り出すものですが、ゲノム編集は、もともとある遺伝子を破壊することで、これまでにない性質をもった生物を作り出します。

　ゲノム編集の仕組みをごく簡単に説明しましょう。ゲノム編集は、壊したい遺伝子（ＤＮＡ配列）を決め、この遺伝子を認識する「ガイド役」のＲＮＡと壊したい遺伝子を分解する酵素（クリスパー・キャス９[*1]など）をキットにして細胞に送り込みます。ガイドＲＮＡが標的のＤＮＡ配列を特定すると、この分解酵素がハサミの役割をして、その箇所のＤＮＡ配列を切断します。切断された遺伝子は働かなくなる（ノックアウト）ことで、新しい性質を生み出すという技術なのです。

　ゲノム編集技術は、遺伝子のどの部分でも切断することができ、その働きを止めることができます。そして、切断した箇所に別の遺伝子を挿入することもできます。遺伝子組み換え技術とは比べものにならないくらい効率よく容易に、これまでにない形質をもたせた生物を作り出すことが可能になったのです。

筋肉モリモリのマッチョ豚が作られる

遺伝子を壊すと何が起きるのでしょうか。たとえば、筋肉を発達させる遺伝子と発達を抑制する遺伝子があり、両方が働いてその生物のあるべき姿形を守っています。

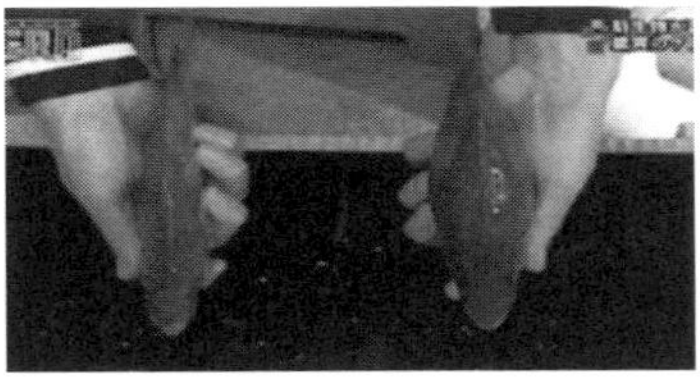

通常のタイ（左）、ゲノム編集のマッチョタイ（右）
（2017年5月13日NHKEテレ・サイエンスZEROより）

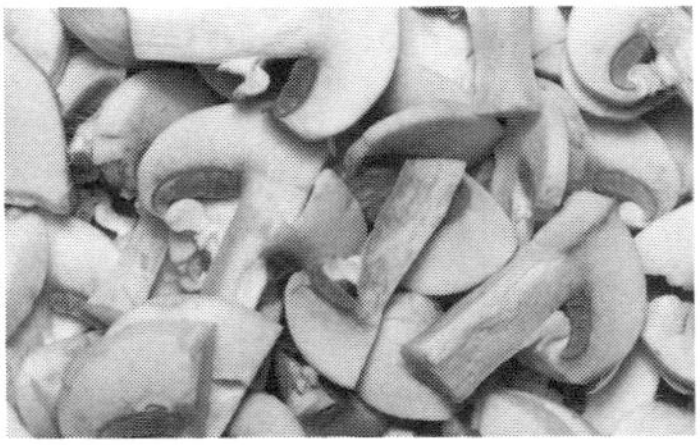

切り口が変色しないマッシュルーム
（https://wired.jp/2016/06/17/crispr-cas9-genetic/より）

ゲノム編集で発達抑制遺伝子を破壊すると発達遺伝子だけになり、筋肉はモリモリになります。マッチョ豚、マッチョ牛、マッチョタイ、マッチョトラフグなどが開発されています。通常より1・5倍から2倍ほど多く肉が付き、成長が早いのです。

逆に成長ホルモンの受容体遺伝子を破壊すると、成長が抑制されます。中国では、大きくならないマイクロ豚がペット用に販売されています。

こうした欠損を人為的に施されたゲノム編集動物は、安定的に繁殖していけるのでしょうか。

米国農務省は、別の遺伝子（外来遺伝子*2）を挿入していないゲノム編集は規制の対象にはならず、「安全性評価も表示も不要」とし、さまざまな分野で商品開発が進められています。たとえば、切り口が茶色に変色しないマッシュルーム（写真下）などが商品開発され、規制なしで流通しています。

〔＊1〕クリスパー・キャス9（CRISPER-Cas9）：ゲノム編集技術のなかで現在もっとも利用されている手法。クリスパーは、古い細菌がもつ免疫防御システムの1つで、ウイルス遺伝子の特定の塩基配列を認識する働きがある。キャス9は核酸分解酵素。

〔＊2〕外来遺伝子：種の異なる生物の遺伝子。

2 開発が先行するゲノム編集食品

自然には起きない突然変異が次々と

生物の遺伝子は、紫外線などで傷つけられると、元どおりに修復する機能をもっていますが、時として間違った修復がされることがあります。これが自然界で起こる突然変異です。

ゲノム編集は遺伝子を切断し、その修復ミスを利用する方法なので、開発者は自然界で起きる突然変異と変わらないから規制は不要と主張しています。しかし、ごくまれに起こる自然界の突然変異と、ゲノム編集操作による遺伝子変異は同等ではないのです。ゲノム編集は、自然界では起こり得ないほどの頻度で、そして同時に複数の遺伝子に変異を引き起こすことができるからです。

また、ゲノム編集は標的以外の複数の遺伝子を切断してしまう「オフターゲット」作用が避けられません。想定外の遺伝子が消されたりすると、予想外の毒性やアレルギーを引き起こす恐れがあるのです。遺伝子改変による他の遺伝子への影響や、世代を超えて影響を残す恐れもあります。

自然界ではめったに生じない遺伝子変異をもった作物を短期間に次々と開発できるため、これらの作物の大規模耕作が環境全体に与える影響を予測することはきわめて困難です。自然界では淘汰されるような生物を増やしてしまい、近縁種と交雑して環境に重大な影響を与える恐れもあります。いったん環境に放出されると、花粉や種子などで自己増殖し、また子孫に遺伝していくので、元に戻すことは不可能になります。

ゲノム編集はもっぱら開発先行で進行していて、安全性の問題はまだほとんど調べられていません。加えて、遺伝子改変がもたらす有害な影響を予測することが困難なのです。

「奇形種」を食品にすべきではない

開発者は消費者利益をうたいます。しかし、ゲノム編集によって作られた黒ずまないマッシュルームを消費者は歓迎するでしょうか。このマッシュルームは空気との接触で黒ずませる、酸化の原因となる酵素「ポリフェノール」を生成する遺伝子を欠損させています。

空気にさらされるとポリフェノールが生成するのは、表面を酸化させることで、内部の酸化を防いでいるのです。ポリフェノールが生成しないマッシュルームは、白くて鮮度がよく見えても、じつは時間が経っていて酸化が進んでいるのかもしれません。

開発者側は「ゲノム編集された食品を検査しても、ごく短いDNA配列の欠損のために検出が不可能だからと表示は不要」と主張しています。しかし表示を義務付けたEUでは、現在検知は十分可能とされています。

ゲノム編集は、安全性を確認する審査や表示の規制が必須ですが、そもそも生命活動に介入して

40

作り出した奇形種を食品にすべきではないでしょう。

オフターゲットが起こるという警告

ゲノム編集技術では、標的部位以外の箇所を切断してしまう「オフターゲット」が問題になっています。２０１７年、米国コロンビア大学などの研究チームが、ゲノム編集で予期せぬ数百の突然変異が引き起こされたと学術誌『ネイチャー・メソッド』に発表しています。研究チームは、すべてのゲノムを比較して、ゲノム編集によって予期せぬ変異が起きていないかを確認する必要があるとしています。

18年7月、科学誌『ネイチャー・バイオテクノロジー』に発表された英国ウェルカムサンガー研究所の研究チームの論文は、「クリスパー・キャス９」を使ったゲノム編集では、標的以外のDNAの塩基配列の周辺で、数千塩基分の配列が消えてしまったり、別の塩基配列が組み込まれたりしていたことを解明しています。この研究チームもまた、「編集された遺伝子を徹底して調べるべきだ」と警鐘を鳴らしています。

ゲノム編集は、医療への応用も期待されていますが、「クリスパー・キャス９」が医療現場で利用され、想定外の多くの遺伝子に変異がもたらされれば、重大な疾病が発症しかねないと指摘されています。誤ってがんの発症を抑える遺伝子の機能が失われれば、がんになりやすくなる恐れが強まります。

近年、遺伝子の研究が飛躍的に進み、生体内では遺伝子が単独で機能しているのではなく、広範囲のネットワーキングのなかで機能していることが明らかになっています。1つの遺伝子の機能を破壊することは、遺伝子ネットワーキング全体をかく乱することになり、作物についても有害な生物が生まれる可能性が懸念されているのです。

想定外の遺伝子が壊されて、生命がもつ恒常性（制御システム）が失われる危険性が指摘されています。予想外の毒性やアレルギーを引き起こす可能性があり、応用化の前に個体の全体を調べて変化はないか、安全性を確認する必要があります。

これに対して、推進する側の研究者らは、「そうした検証をしていたら時間とコストがかかって、開発が進まなくなる」と反論しています。

規制なしのゲノム編集は認められない

EUでは、ゲノム編集で食品を開発する企業は、操作の痕跡が残らないので規制不要を主張し、市民側は遺伝子組み換えとして規制すべきとして対立していましたが、2018年7月、欧州司法裁判所が、ゲノム編集は遺伝子組み換えであると判定を下し、ゲノム編集作物は、従来の遺伝子組み換え作物と同様の「環境影響評価と追跡可能性（トレーサビリティー）、表示（遺伝子組み換え要件）」が必要と裁定しました。

NGOや市民はこの裁定を歓迎し、「トレーサビリティーを補完する検出方法を開発し、新技術による作物を確実に分離し、欧州の有機や遺伝子組み換え不使用食品、飼料生産への汚染を防ぐよう直ちに動くべきだ」と発表しています。ドイツもゲノム編集に対して、遺伝子組み換え技術と同等の規制を行うと発表しています。

また、グリーンピース・インターナショナルは、北米で栽培されているゲノム編集の除草剤耐性ナタネについて、欧州委員会に対し、ＥＵの遺伝子組み換え要件を満たさない限り、ＥＵへの輸入や栽培を認めないよう求めています。

一方、米国農務省は18年３月、「ゲノム編集技術による新規作物を規制しない」とする長官声明を発表し、次々と応用化が進んでいます。

日本もコメ、ジャガイモ、フグ、タイ、トマトなどで研究が進んでいます。環境省は、18年８月より「ゲノム編集技術等検討会」をスタートさせましたが、ゲノム編集を規制しないという米国と同様の方針を示しています。

17年、ゲノム編集によるジャガイモの屋外栽培試験が弘前大学で始まり、農研機構*1も収穫量の増加をねらったイネ（シンク能*2改変イネ）の隔離圃場《ほじょう》での試験栽培を実施しています。

これに対して、日本消費者連盟などの消費者団体は、ゲノム編集作物は遺伝子組み換え作物として、ＥＵ同様の規制を課すよう求める意見書を、18年８月に関係省庁の各大臣に提出しています。生活クラブ生協は、厚労省の調査会のゲノム編集食品の取り扱いに関する報告に対し、19年２月、予防原則に基づく規制を求め、規制が確立するまで禁止することを求める意見を発表しています。

さきほど紹介したＥＵの動きは、ゲノム編集に力を入れてきたアグロバイオ企業、モンサントを買収したドイツに本部を置くバイエルやドイツの総合化学メーカーのＢＡＳＦ、中国のケムチャイナが所有しスイスに拠点を置くシンジェンタなどが、欧州のゲノム編集市場から撤退。他の地域でゲノム編集市場の開拓をめざしています。

彼らはどこへ行くのでしょうか。ＥＵ離脱後の英国やゲノム編集が規制されない米国がその最適国でしょう。米国で生産、販売し、米国に倣って規制しない日本に輸出するというルートが見えてきそうです。

早急にゲノム編集食品の輸入にストップをかける規制が必要です。そして、食品全体での変化を調べ、安全を確認できない限り、食品への応用は認めてはなりません。

〔＊1〕農研機構：国立研究開発法人農業・食品産業技術総合研究機構。農業・食品分野でわが国最大の研究機関。

〔＊2〕シンク能：光合成産物を蓄えることのできる稲穂の容量（モミの数とモミの大きさ）。

第3章
種子法廃止は米国アグリビジネスの要求

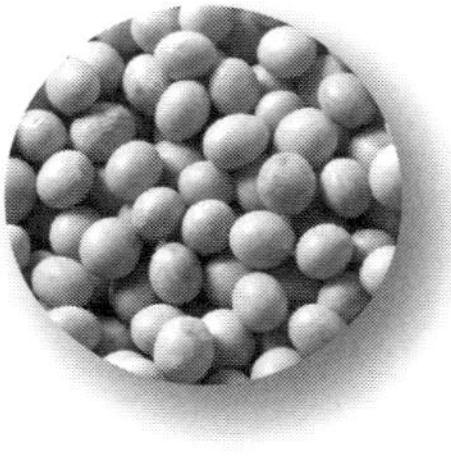

1 種子が大企業の支配物になる

２０１６年10月、「種子法を廃止せよ」との米国の意向を「規制改革推進会議」（内閣府直属）が窓口になって官邸に提言。それが閣議決定され、廃止法案は与党多数の国会で、わずかな審議時間で17年４月に成立。翌年の18年４月から種子法は廃止になってしまいました。これは日本の食料安全保障の根幹を揺るがす深刻な事態なのです。

種子法＝主要農作物種子法は、戦後の食料確保を目的に１９５２年に制定されました。基礎食料のコメ、麦、大豆の品種開発は、国や都道府県などの公的機関に限定し、品質の保証された種子を生産し、低価格で安定的に供給することを国の責務として定めた法律です。研究開発、普及活動は全国各地にある都道府県の農業試験場が担い、ＪＡや普及センターを経由して農家に提供してきました。

この種子法のもとで、各地の気候風土に合った多様な品種が育成、開発されてきました。たとえば、米作りには不向きといわれた北海道は、いまでは耐冷性をもった、食味が優れた品種が開発されて、生産量で新潟県と１、２位を争うまでになっています。

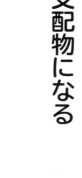

宮城県は1993年の冷夏で大凶作に見舞われ、栽培のほとんどを占めるササニシキが壊滅してしまいました。もう米は作れないのかと思われましたが、これを救ったのが古川農業試験場が育成した冷害に強い「ひとめぼれ」だったのです。このように、各地の農業試験場が育成・保有する多様な品種は、食料安全保障の土台なのです。

全国各地の農家が栽培しているコメの品種は約300種、大豆も約200種あります。これら各地固有の品種はふるさとの味であり、国民のかけがえのない資産です。

国産の小麦はうどん向きで、パンには不向きなため、パン用小麦の自給率は1％ほどでした。しかし、現在ではパンに適した強力粉の品種が開発され、需要を伸ばしています。

このように種子法は、公的種子によって国民の食を下支えしてきたのです。

安い公的種子は金もうけの邪魔

種子法廃止で、公的種子*が消えようとしています。種子法廃止は「規制改革推進会議」農林ワーキング・グループが提言しました。種子法が、民間の種子事業の参入を阻害しているというのがその理由でしたが、種子法は過去に改正が行われ、民間企業が参入できるようになっています。事実、現在20社が普及品種の12％（44品種）を開発・販売しています。

種子法を廃止して、公的種子をなくせという提言の本当のねらいは、どこにあるのでしょうか。それは、公的種子は交付金によって低価格で供給されており、この低価格が民間企業にとって不都合だからなのです。

表① 民間の水稲種子の販売価格は公的種子の２～10倍

主な用途	開発者	品種	価格（円）
主食用	福井県	コシヒカリ	7,920
	宮崎県	ヒノヒカリ	7,670
	日本モンサント	とねのめぐみ	17,280（約２倍）
業務用	北海道	きらら397	7,100
	青森県	まっしぐら	8,100
	三井化学	みつひかり	80,000（約10倍）

公的種子のうち、カタカナの米品種は国の機関が開発、ひらがなの品種は県の農業試験場が開発したもの
（20kgあたり生産者渡し価格　農水省穀物課調べ）

表①のように、民間種子の価格は公的種子の２倍から10倍にもなります。

２０１７年に、種子法廃止法と併せて「農業競争力強化支援法」が成立しています。国や都道府県がもつ育種素材や施設、技術を民間に提供し、民間の品種開発を手助けすることを促し、既存の多数の銘柄の種子を集約することをうたっています。

品種の集約は、民間の種子企業が、単一の作物を大規模生産する農業形態向けの限られた品種の供給を方針にしているからです。限られた品種を大量に販売する方法が利益を生むのです。これまで公的機関が開発してきた種子という国民の財産を民間に譲り渡すだけでなく、品種を絞って種子を開発することで、企業を支援することになったのです。

その結果、企業が売りたい品種だけが販売され、各地特有の多様な品種は消え、地域の食文化の土台も危うくなるのです。

農業支配進めるモンサント方式

企業が穀物種子を握ることは、農業支配につながります。種子企業は、公的種子や農家の自家採種をなくして、自社の種子に置き換えていく戦略をもっています。それは「モンサント方式」と呼ばれています。これは、企業が農家に、種子、農薬、肥料をセット売りし、収穫物の全量買い取り委託契約を結ばせ、種子供給から販売までを一貫して押さえる方式です。農家が、収穫物を他へ販売するなどすれば、契約違反として違約金を支払わされます。

こうした農業のあり方は、遺伝子組み換え種子の使用や農薬の多使用につながり、環境保全的農業とはかけ離れていくでしょう。モンサント社や三井化学などの企業は、種子を扱うと同時に、バイオテクノロジー企業、農薬メーカーでもあるからです。

〔＊〕公的種子：国や都道府県が品種開発し、農家に普及している種子。

2 種子法廃止で進む種子の独占

種子産業で進む寡占化

１９８０年代に入り、米国で種子に特許が認められるようになってから、農薬化学企業は種子を支配することをめざすようになりました。世界的に種子産業の買収劇が繰り広げられ、農薬化学企業による種子産業の寡占化が進行しています。

図①のように、世界の商品種子市場の上位を占めるのは、いずれも農薬化学企業です。トップの米国モンサントは、遺伝子組み換え種子の販売では世界一で90％以上を支配しています。そして普通の種子についても、市場の4分の1以上を占め、トップの座にあります。

バイエル、ダウなどの農薬化学企業も、モンサント同様に種子企業の買収を展開し、世界の種子市場の独占をねらっています。２０１４年には、上位7社だけで市場の7割を占有しています。

16年9月、バイエルがモンサントを買収合併することで合意しましたが、農薬・種子の世界市場で圧倒的な巨人が誕生することを警戒する欧州委員会は、ＥＵ競争法（独占禁止法）に違反する恐れがあると、承認するかは不明のままでした。バ

図① 農薬化学企業の世界市場支配が進む農薬・種子シェア（2013年）

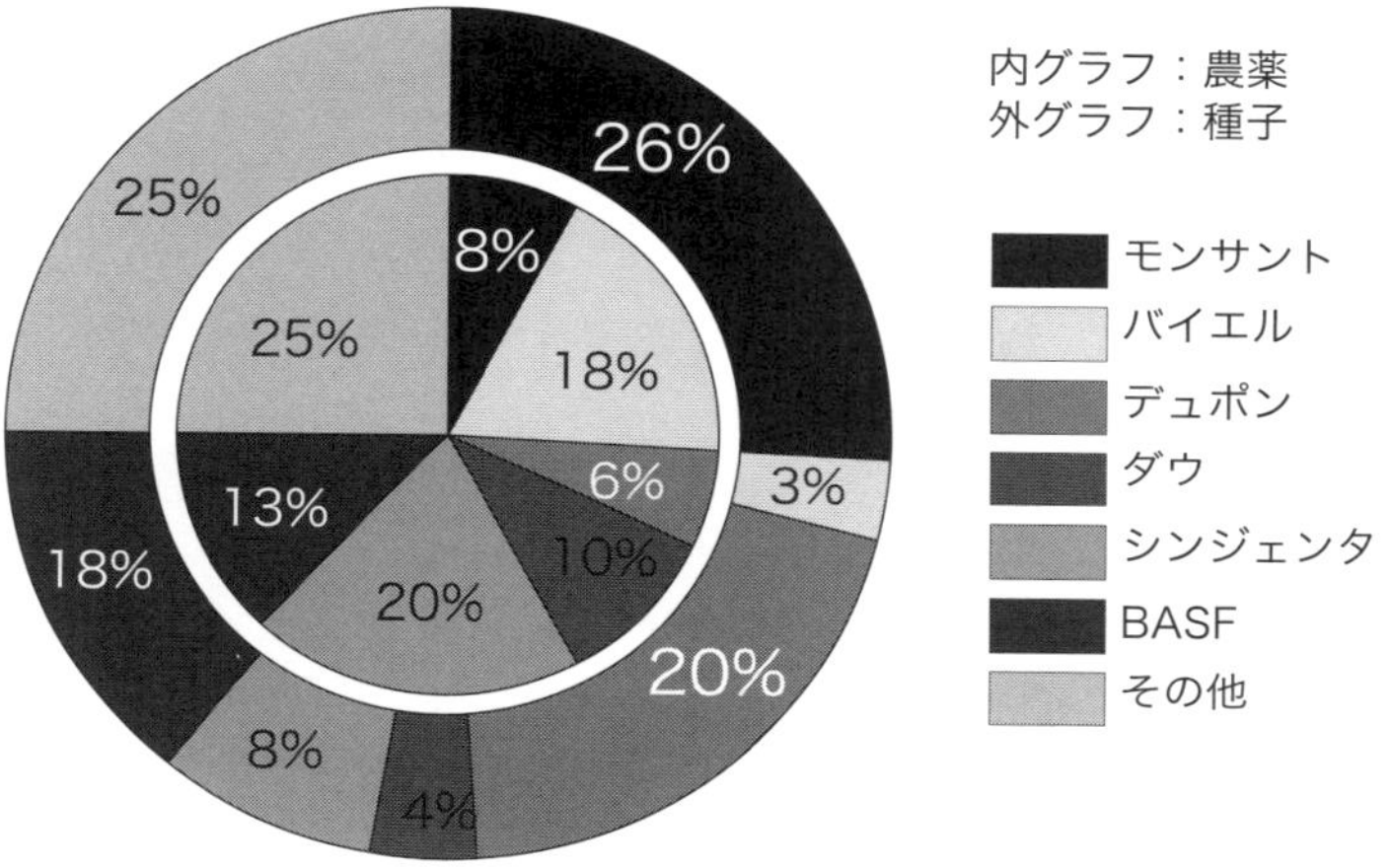

ETC Group:Mega-Mergers in the Global Agricultural inputs Secter:Threats to Food Securith&Climate Resilience(2015年10月号)
https://www.etcgroup.org/content/mega-mergers-global-agricultural-inputs-sector

イエルは一部部門を他社へ売却した結果、18年6月に正式に買収が認められました。

また、17年6月、中国化工集団公司（ケムチャイナ）がシンジェンタを買収、同年8月には、デュポンとダウが正式に合併しています。これら3つの統合企業だけで、種子市場の70％以上を占めることになるといわれています。これらの企業は農薬企業でもあるため、農薬市場も支配することになります。

これらの企業の野心は、91年に改定された「植物新品種保護条約」＊に現れています。この国際条約の改定は、世界の種子業者の集まりである国際種子連盟が主導し、特許権と育成者権の二重保護を認めるなど、種子開発者の知的財産権を著しく強化しました。また、農家の自家増殖の禁止（ただし、各国の裁量で例外規定が可能）が盛り込まれました。

1995年にWTO（世界貿易機関）が設立され、「知的所有権の貿易関連の側面に関する協定（TRIPs協定）」によって生命特許が国際化され、米国は製造業から知財（知的財産／特許権）で稼ぐソフト産業へと戦略を転換していきました。モンサントは、政府の支援を受けて規制をほとんど受けることなく、特許種子である遺伝子組み換え種子の販売を世界展開していったのです。

〔*〕「91年改定植物の新品種保護に関する国際条約」（UPOV91）

❸ 種子法廃止でコメの自給が危うい！

種子法廃止によって、穀物種子の安定供給が危うくなります。都道府県は、種子法を根拠に種子事業の予算を確保してきましたが、根拠法がなくなったことで、都道府県の農業試験場（農試）への予算付けが継続的にされる保証はなくなりました。

農水省は２０１７年11月の事務次官通知で、「農試の持つ知見の企業への提供を進めるために、企業の参入が進むまでの間に限って、農試が生産に係る知見を維持し、稲、麦類、大豆の生産や供給の必要な措置を講じること」としています。「通知」に強制力はありませんが、それにしてもあからさまに企業優先で、日本の食料の安定供給を第一の責務とする農水省のとるべき姿勢とは、とうてい思えません。

米国にとって「食料は戦略兵器」（ＣＩＡ報告書）なのです。コメを握られたら、完全にひれ伏すしかないのです。食料安全保障の土台であるコメ、その種子を外資など民間企業に完全に委ねようとは、国民を守るという政治理念もない、愚か極まりない朝貢政治であり、将来、大きな禍根となるでしょう。

日本の穀物自給率は世界125位

日本の食料自給率は、1986年に発足したガット・ウルグアイ・ラウンド*以降、米国の圧力によって農産物の輸入自由化が推進され、輸入の拡大と表裏をなして下がり続けました。60年に80%だったのが、18年では37%です。また、穀物自給率は28%で、173カ国中125位(2013年)です(図②)。コメは98%の自給率ですが、それ以外はトウモロコシが0%、小麦が12%、大豆が7%といった状況です(17年度食料需給表より)。

飼料はほとんどが輸入に依存し、米国に握られています。畜産物の自給率は66%ですが、輸入飼料による生産分(49%)を引けば、畜産物自給率は17%に過ぎません(17年度食料需給表による)。飼料自給率を考慮した、個別の自給率は牛乳・乳製品27%、鶏卵11%、牛肉11%、鶏肉8%、豚肉6%(12年度)になります。

加えて、鶏卵・鶏肉のほとんどは、原種鶏や種鶏の孵化したばかりのヒナ(初生雛《しょせいびな》)を輸入して生産されているため、これを考慮した実際の自給率は、鶏卵で6〜7%、鶏肉で2%未満に下がります。

このような日本の危うい食料安全保障の現状にあって、唯一高い自給率を守ってきたのがコメです。公的種子によって自給しているコメは、日本の最後の頼みの綱でした。種子法で国家の根幹がかろうじて守られてきたのです。

気候変動などに対応できない恐れ

民間種子の席巻によって、販売される種子の品

図② 世界の穀物自給率（2013年）

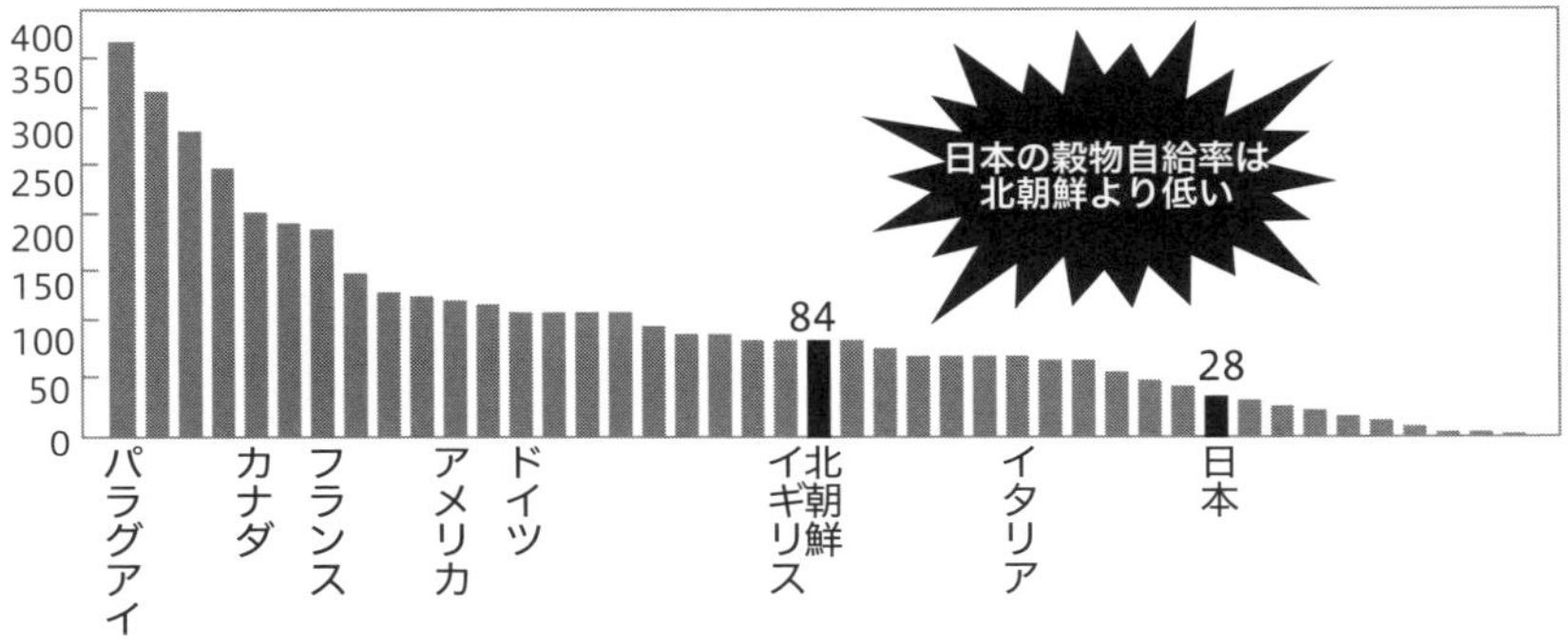

農民連発行「農民」2017年10月15日号より

種が限られていけば、作物の多様性が損なわれます。国連食糧農業機関（ＦＡＯ）では、20世紀の１００年間で植物の遺伝的多様性は、その75％が消滅したと報告しています。その主な原因は農薬、化学肥料、遺伝子組み換え種子の大量使用による大規模単作農業だといいます。

品種が単調化すると、害虫や病気、気候の変化に対する抵抗力は低下します。抵抗力のある強い原種や在来種の遺伝子によって新しい品種を作り出そうとしても、それらが失われてしまってからでは、もう遅いのです。気候大変動に直面するいま、将来どのような特性をもつ品種が必要になるか、誰にも予測できません。商品化された似通ったわずかな品種の種だけでは、新しい気候条件には対応できないのです。

「種子の保存」とは、種子を蒔いて↓育成し↓

種子を採る、このサイクルを繰り返すことなのです。蒔かれなくなった種子は、地上から消えてしまいます。一度失われた遺伝子資源は、二度と同じものを手に入れることはできません。

農業試験場が担ってきた各地に適応した多様な遺伝子資源の育成こそ、日本の食料安全保障の要だったのです。

〔＊〕ガット・ウルグアイ・ラウンド：１９８６年から94年。ＧＡＴＴ（関税貿易一般協定）の多角的貿易交渉。貿易上の障壁をなくし、貿易の自由化や多角化を促進するために行われた通商交渉。

4 特許種子しか育てられなくなる

多国籍種子企業がねらう穀物種子

いま、私たちが食べている野菜の種子は、ほとんどが企業が作ったハイブリッド種子ということをご存じですか。

遺伝的に遠縁の品種間で雑種を作ると、一代目（ハイブリッド、F1）に両親より優れた形質が現れ、しかも均一な性質を示します。しかし、ハイブリッド種子（F1）から種取りをした二代目（F2）では、劣性遺伝子が発現して、株によって形態、品質が異なり、均一な栽培が不可能になります。そのため、農家は毎年ハイブリッド種子を買うことになります。こうしてハイブリッドの元種を握る種子企業は、種子市場を独占することで飛躍的発展を遂げたのです。

多国籍種子企業の次のターゲットは、米・麦・大豆などの穀物種子です。穀物を生産する世界中の農家が、毎年自社の種子を買うようになれば、莫大な利益を上げ続けることができます。しかし、野菜の種子と違って、米・麦・大豆のハイブリッド種子を作るのは、大変な手間とコストがかかります。そこでモンサント社などは、農家の種取りを禁止する特許種子を市場に投入しています。遺伝子組み換え品種は、特許がかけられていて、種取りができません。実際米国では、いまやほとんどの大豆が特許のかかったモンサントの遺伝子組み換え種になっています。

日本の種子企業が開発した種子は、じつは公的種子を使って開発されています。たとえば、日本モンサントのコメ「とねのめぐみ」は「どんとこい」に「コシヒカリ」を交配したもので、三井化学のコメ「みつひかり」は「日本晴」と「コシヒカリ」の交配で開発されたものです。特許種子も同様です。保存されてきた種子の遺伝子情報を解析して、特定の遺伝子に特許をかけるやり方で、片っ端から私有化しているのです。

特許種子は特許料が上乗せされ、高い価格になるだけではありません。種取り禁止、保存も禁止されています。そのため、毎年買わざるを得なくなり、これを犯せば、莫大な損害賠償金を支払わされます。

種籾《たねもみ》を保存できないというのは、なんとリスキーなことでしょう。種の保存は昔から農家が翌年の作付けのため、また凶作に備える当然の行為として続けてきたことです。農家の固有の権利とすべきものです。

２００７年から08年にかけて、世界は同時凶作による食料危機に見舞われました。穀物輸出国がどこもひどい旱ばつに見舞われ、輸出量が激減し、世界的に食料価格が高騰しました（図③）。米や小麦を輸入に依存するようになっていた国々では、輸入穀物の高騰で貧しい国民は飢えに直面しました。ハイチやエジプトなどでは暴動が起こり、政情不安や経済不安、治安悪化を引き起こしたこ

図③ 穀物等の国際価格の推移

干ばつによる世界凶作に見舞われた2008年、過去最高の穀物高騰となった。
いちばん高騰が激しかったのがコメ。

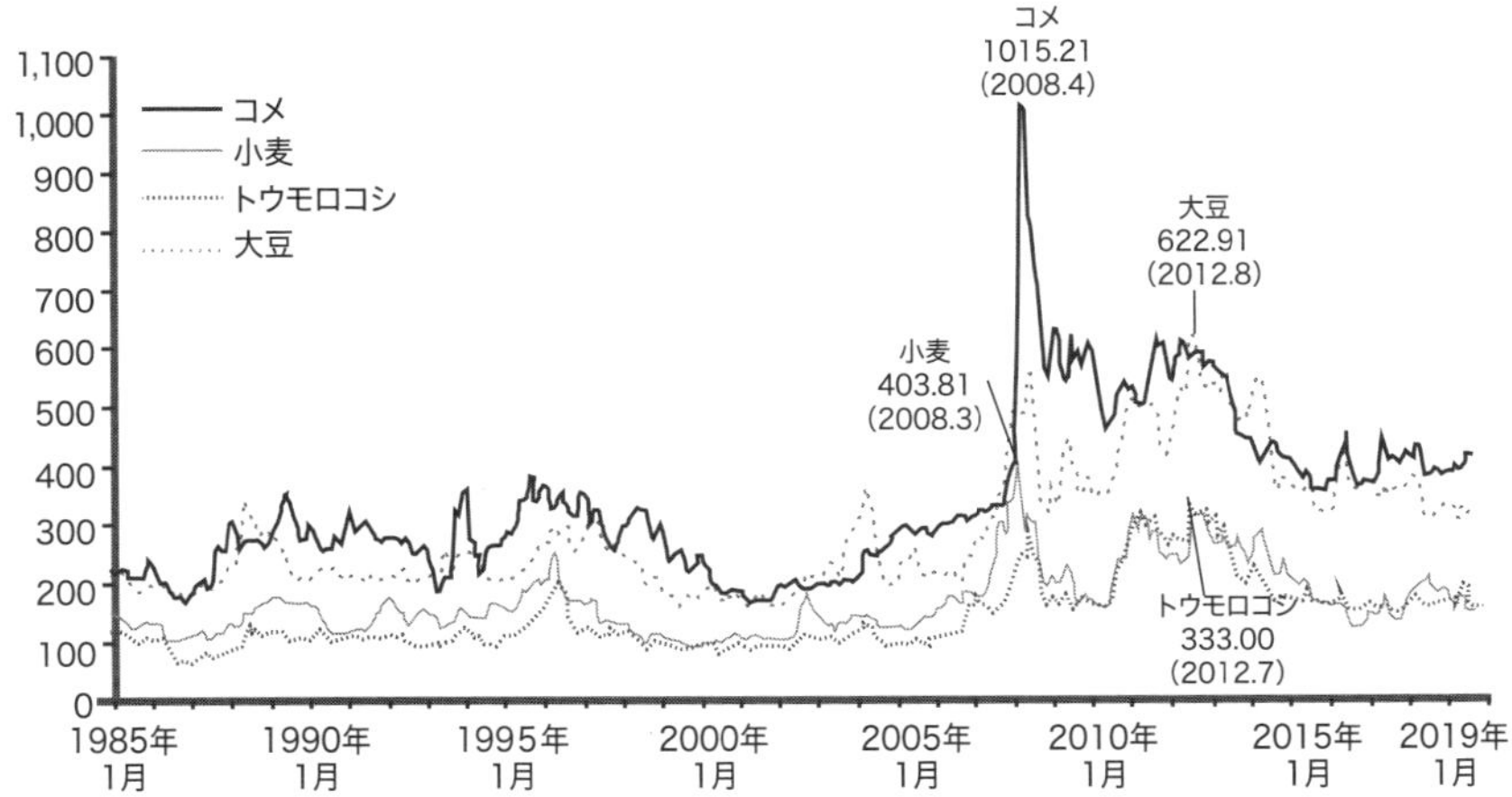

（注）月平均データ。図中の表記はピーク時の価格と年月
https://honkawa2.sakura.ne.jp/4710.htmlより

とは記憶に新しいと思います。

種子の生産・供給も同様です。凶作になれば種子の価格の高騰はもとより、他国に販売してくれる保証はないのです。

取り返しつかないイネの遺伝子汚染

これまで、公的種子で多様な品種の栽培を行い、コメを自給してきた日本は、こうした心配からは無縁でした。今後、外資を含む民間の限られた品種や輸入に依存するようになれば、直面する気象変動のリスクに対応できなくなり、日本の食料安全保障は非常に危ういものになります。

種子企業は公的種子を使い、農業試験場（農試）のサポートを受けながら、日本の風土に合う遺伝子組み換え種子を開発していくのではないでしょうか。今後、経済特区で始まった外資を含む企業の農地所有が、全国で拡大することを危惧します。

ひとたび遺伝子組み換えイネの生産が始まれば、普通のイネと交雑して、遺伝子汚染が広がり、二度と後戻りはできません。交雑した遺伝子は、次の世代に受け継がれ、しかも増え続けていきます。遺伝子汚染を引き起こさないために、遺伝子組み換え作物の国内栽培を許してはならないのです。

そもそも自然物、生命体に特許を認めること自体が道理に反しています。従来、特許は自然物には認められませんでした。

ところが、米国GE（ゼネラル・エレクトリック）の生化学者アナンダ・チャクラバーティ博士が、油膜を分解する遺伝子組み換え微生物を開発し、これに特許を申請しました。しかし、自然物には認められないと却下され、裁判で争った結果、1980年、最高裁はついに特許を認めたのです。そこから生命特許の突破口が開かれたのです。

その一方で、特許を有した企業が農家を裁判に訴えるという事例が多発し、批判を浴びています。たとえば、カナダのナタネ農家パーシー・シュマイザー氏は、遺伝子組み換えナタネが自分の畑の隅に生えていたため、特許侵害でモンサントに訴えられました。トラックの荷台や近隣の農地から風で運ばれたとしても、経緯は問われず、彼の畑に特許種子が生えていたことをもって特許侵害として裁定され、敗訴したのです。同じような事例がたくさんの農家を苦しめています。

5 国際条約を適用し、農家の種取りを原則禁止

新品種を開発し、品種登録した者の権利を守ることを目的にした種苗《しゅびょう》法[*1]という法律があります。品種登録された品種は、ＵＰＯＶ91（91年改定植物新品種保護条約）にのっとり、原則、農家の自家増殖[*2]は禁止されています。これまで日本は、自家増殖禁止が任意規定（自国には適用しないことができる規定）であることから、自家増殖の禁止はせず「原則容認」で、例外的に自家増殖を禁止する植物を定めています。ちなみに、在来品種や登録期間が終了した品種については、自家増殖が認められています。

ところが２０１８年5月、農水省はこの「原則容認」を「原則禁止」に１８０度転換する方針を示したのです。先に紹介した日本が批准した「91年改定植物新品種保護条約」では、農家の自家増殖を禁止していることから、この条約との整合性をとるためとしています。

種苗法では、農家の自家増殖容認の例外として、自家増殖を禁止する作物が指定されてきました。今後、その禁止品目を増やしていくとしています。農水省は、農家に影響が出ないよう配慮しながら拡大するとしていますが、ＵＰＯＶ91に沿うなら、

最終的には登録品種のすべてが、自家増殖禁止になるのではないでしょうか。

現在、登録品種のうち、自家増殖禁止品目は356種類（野菜31、果樹9、きのこ33、草花類185、鑑賞樹98）が指定されています。野菜31品種には、キュウリ、トマト、ナス、ブロッコリーなど身近な野菜が入っています。

農水省は現在、商業栽培されている野菜の登録品種は8・9%で、残りの91%は登録品種ではないと説明しています。したがって、ほとんどの野菜は自家採種の規制対象ではないと言いたいのかもしれません。しかし、野菜種子の80%ほどがハイブリッド種子で、農家は毎年買わざるを得ないものです。野菜種子が登録品種とハイブリッド種子で占められることになれば、自家増殖できる野菜種子は、ごく一部の在来種を除いて、ほとんどなくなります。

さらに懸念されるのはコメ、麦、大豆の種子です。種子法が廃止されたことで、コメ、麦、大豆が種子企業の品種開発に委ねられるようになります。種子企業は、公的種子を元に作り出した新品種を品種登録し、あるいは特許をかけて特許種子とし、こうした権利付きの種子をもっぱら投入していくと思われます。その結果、農家は高額な種子を毎年買わざるを得なくなるうえ、種取りすれば知的財産権の侵害となり、高額な罰金が科せられるようになります。

新品種を開発した「育成者権」を適切に保護することは大事なことです。しかし、「91年改定植物新品種保護条約」では、農家の自家増殖禁止を盛り込み、これまでにない育成者権の強化を図りました。この「91年改定植物新品種保護条約」を

表② 主要先進国における登録品種の自家増殖の扱い

国	自家増殖の扱い	例外作物
EU	認めていない（一部例外あり）	飼料作物、穀類、ジャガイモ、油糧及び繊維作物
オランダ	認めていない（一部例外あり）	麦類、ジャガイモ
イギリス	認めていない（一部例外あり）	飼料作物、穀類、ジャガイモ、油糧および繊維作物
米国（植物特許）	認めていない	－
米国（品種保護法）	認める	－

農水省　http://www.maff.go.jp/j/council/sizai/syubyou/18/attach/pdf/index-4.pdf

批准したのは「植物新品種保護条約」加盟国75カ国のうち57カ国で（２０１７年）、残りの18カ国は91年改定条約を批准せず、改定前の条約を支持しています。

UPOV21に途上国を取り込む

現在、さまざまな自由貿易協定（ＦＴＡ*[3]、ＥＰＡ*[4]、ＴＰＰなど）を先進国が主導していますが、いずれも「91年改定植物新品種保護条約」への加盟、批准を義務づける条項を盛り込んでいます。

農家の自家増殖が当たり前に行われている途上国をターゲットに、各国をこのルールに取り込もうという、多国籍種子企業の思惑がそこには働いています。

農水省は、「ＥＵは農家の自家増殖を認めていいない」と紹介していますが、農水省の資料にある表②を見ると、例外作物として飼料作物、穀類、ジャガイモ、油糧作物、繊維作物とあり、ＥＵはこれらの自家増殖を認めています。オランダもイギリスも同様です。米国も特許種子以外の自家増殖を認めています。

食の根幹を支える作物については、農家の自家増殖を認めるのは当然のことなのです。

〔＊1〕種苗法：１９９８年に公布された法律。植物の新たな品種（花や農産物など）の創作をした者は、その新品種を登録することで、植物の新品種を育成する権利（育成者権）を占有することができる旨が定められている。

〔＊2〕自家増殖：購入した種苗から栽培して得た収穫物から、次期作に使う種苗を確保すること。

〔＊3〕ＦＴＡ：自由貿易協定。Free Trade Agreement の略。２カ国以上の国・地域が関税、輸入割当など貿易制限的な措置を撤廃・削減するための協定。締結国間の自由貿易などを目的とする。

〔＊4〕ＥＰＡ：経済連携協定。Economic Partnership Agreement の略。ＦＴＡのテーマである通商上の障壁の除去だけでなく、経済取引の円滑化、経済制度の調和、サービス・投資・電子商取引などのさまざまな経済分野の提携を目的とする。

6 種子守る県条例の制定相次ぐ

公的種子体制の復活、そして登録品種にあっても穀物を含め作物種子すべてについて「農家の自家増殖」を認めること。また、多国籍種子企業が在来種に手を付けることを禁止する「在来種保護法」を制定する必要があります。なにより生命特許をドイツのように禁止することです。これはいわば、私たちの食料安全保障を守るための種子戦争なのです。

「守る会」が働きかけ意見書や署名も

種子法の廃止に危機感を抱いた人たちが、２０１７年６月にＪＡと生協の連携を中心に「日本の種子（たね）を守る会」（守る会）を発足させました。私もこれに参加しています。

守る会では、問題を広く知らせるためのリーフレットの作成や署名、集会の開催、講演を通して公的種子体制の継続を求める各都道府県への働きかけや、新たな法律制定を求める活動を行っています。18年11月には集めた署名17万人分を国会へ提出しました。

種子法廃止を受けて、大阪府、奈良県、和歌山県は、農試など種子事業への公的支援打ち切りを決定しました。一方で、種子開発・生産・供給体制を維持するために、県条例を制定する自治体が増えています。

19年4月現在、埼玉県、新潟県、兵庫県、富山県、山形県、北海道、岐阜県、福井県、宮崎県が種子条例を制定または可決。長野県は条例案骨子を発表。滋賀県と宮城県は県知事が2月議会で条例制定を表明しました。鳥取県は県知事が条例案を6月議会に提出。

栃木県と福岡県では、県条例の制定を求める市民グループが結成され、条例制定運動の取り組みが始まっています。

また、19年4月15日現在、地方自治体から出された意見書は131に上ります。意見書を提出した議会による県条例制定への働きかけを期待します。

条例制定の動きが全国に広がれば、公的種子を市民の力で守り抜くことができます。県条例の制定の動きを強めるために、地元の議員にぜひ働きかけてください。条例制定など最新動向は「日本の種子(たね)を守る会」のサイトをご覧ください。

https://www.taneomamorukai.com/

種子法復活法案を野党6党が提出

国会では18年4月、野党6党が「種子法復活法案」を共同提出しています。これには、種子法廃止と同時に成立した「農業競争力強化支援法」に盛り込まれた、「民間事業者が行う技術開発及び新品種の育成その他の種苗の生産及び供給を促進するとともに、独立行政法人の試験研究機関及び都道府県が有する種苗の生産に関する知見の民間事業者への提供を促進すること」という条項を削

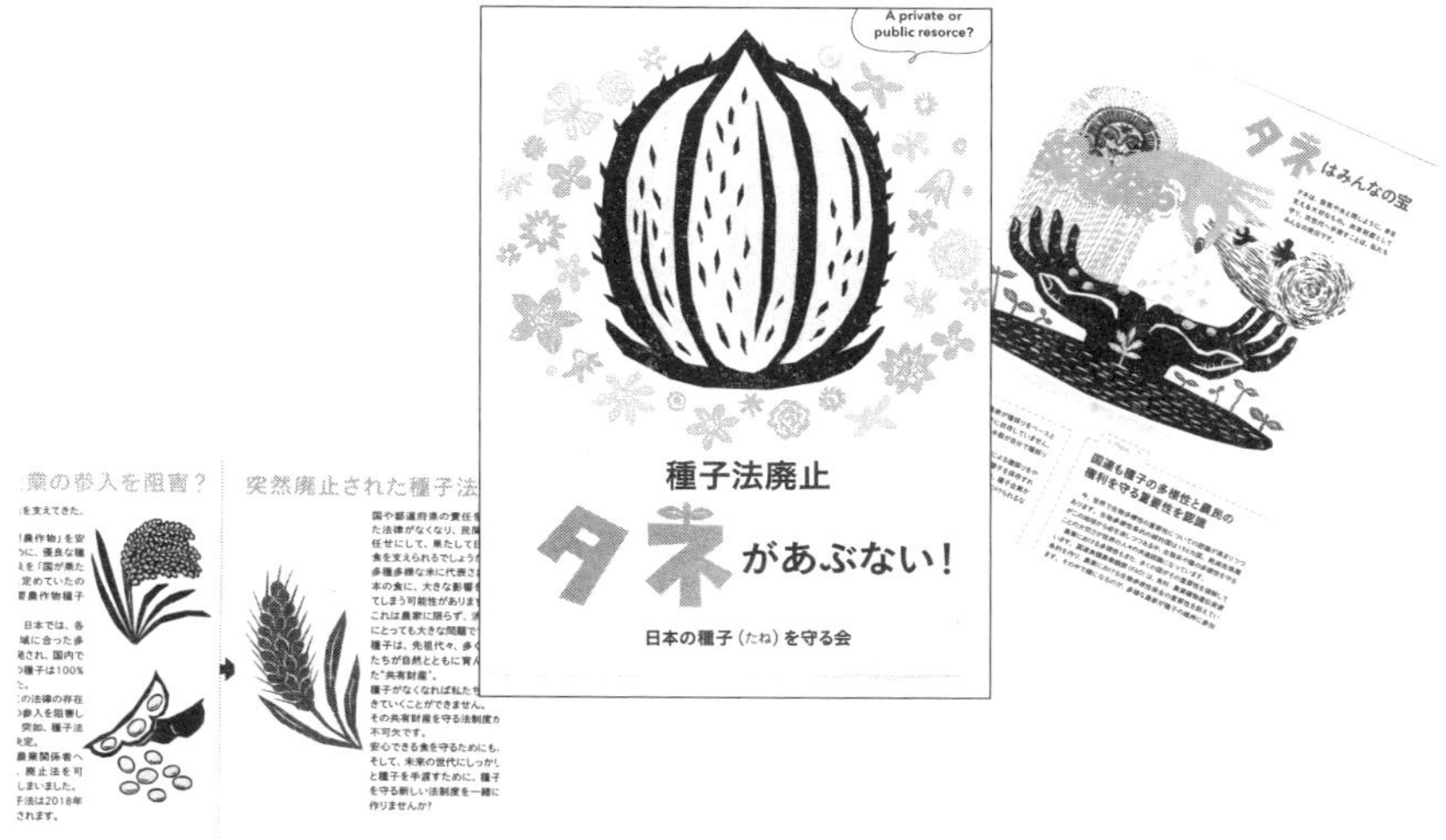

日本の種子を守る会リーフレット
1部20円（送料別、10部より）
申し込み Mail:tane.mamorukai@gmail.com　FAX:03-5211-6886

除することも求めています。

公的機関が培った育種の知見を民間業者に提供することは、技術を有する職員たちの民間移籍を促進させることにもなります。知見の海外流失が起これば大きな損失になるでしょう。

７　EUはトマトの特許取り消す

通常育種による品種にも特許

遺伝子組み換え開発企業は、遺伝子組み換え種子だけではなく、交配による通常育種の品種にも特許をかけています。

種子開発企業は、これまでの新品種保護制度では権利保護が弱く、権利者が守られていないと主張し、１９９１年に「植物新品種保護条約」の改定を実現させました。権利の適用範囲は全植物種に拡大され、収穫物にも権利が及び、農家の自家採種も原則禁止にしたのです。品種保護という育成者権と、技術保護である特許権の二重保護が導入されることで、企業の権利は手厚く守られる一方で、農家の権利は著しく損なわれることになったのです。

２０１９年には「大規模な反対運動により、トマトの特許が取り消される」というニュースがＥＵから伝えられました。「ＮＯ ｐａｔｅｎｔ ｏｎ ｓｅｅｄｓ！」（種子の特許にＮＯ！）（19年1月31日）によると、シンジェンタ社のトマトの特許に対し、欧州特許庁ビルの前で行われた59カ国32団体から参加した６万５０００人の抗議行動によって、欧州特許庁はこの特許を取り消したというのです。シンジェンタ社のトマトの特許は種子、植物体および果実に関するものですが、遺伝子操作によるものではなく、ペルーとチリで発見された高いビタミン含有量をもつトマトの交配から生まれた通常の育種によるものです。

「種子の特許にＮＯ！」による、従来育種の特許禁止を要求する幅広い抗議行動のうねりは、企業が通常の交配種にも特許をかけ、占有することに対する強い抵抗と危機感の現れなのです。

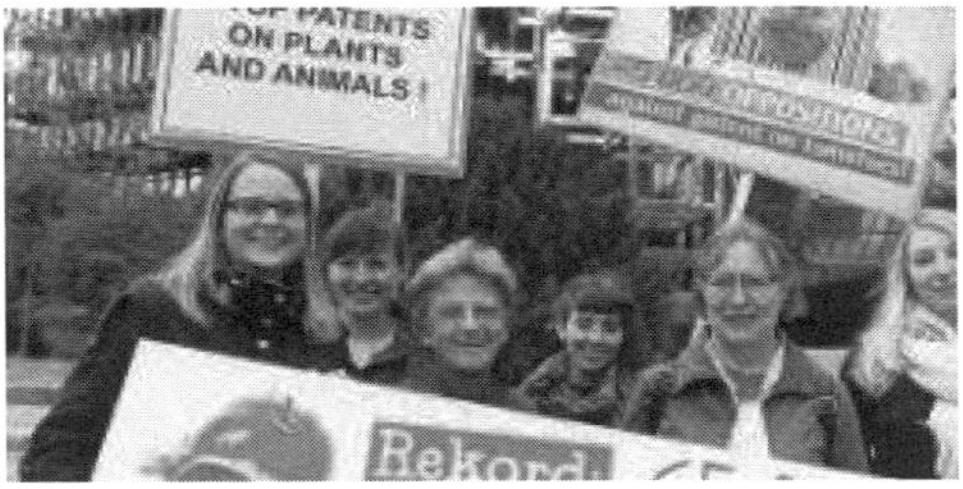

欧州特許庁の前で、59カ国6万500人がトマトの特許反対をアピール（2019年1月31日）

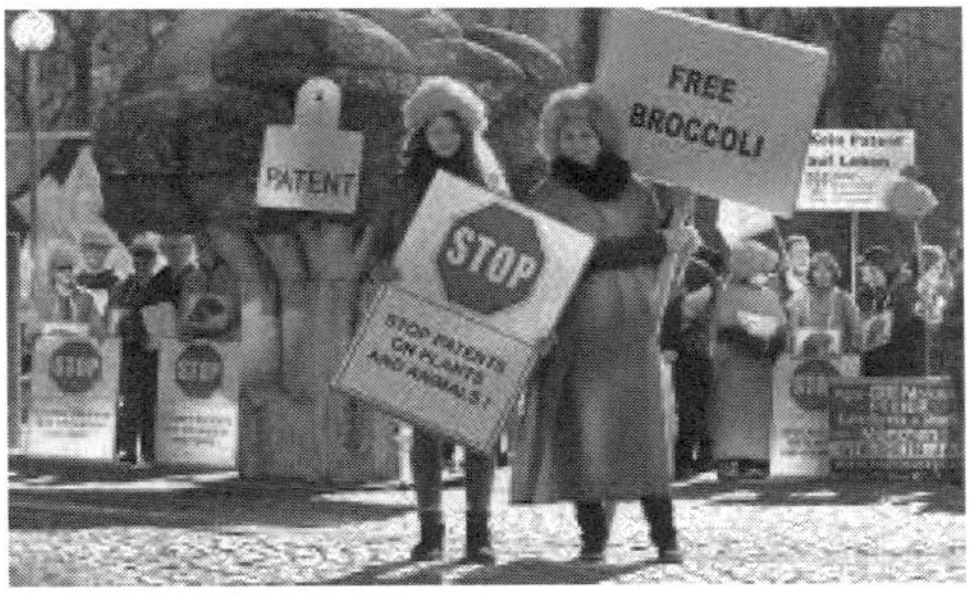

バイエルのブロッコリー特許が取り消しに（https://www.no-patents-on-seeds.org/から）

第4章
除草剤ラウンドアップは発がん性農薬

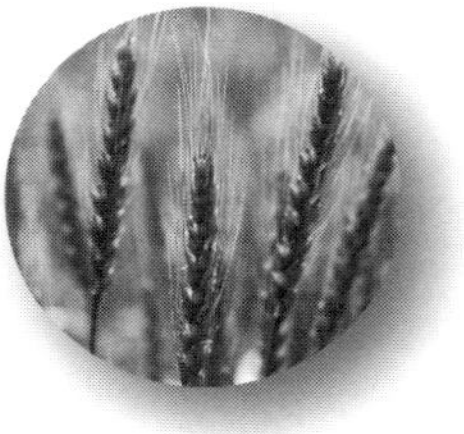

❶ 緩和が進むグリホサートの残留基準

米国の要求で残留基準を緩和

世界最大手の種子企業である米モンサントは、大豆、トウモロコシの遺伝子組み換え種子で圧倒的なシェアをもち、農薬の分野でも除草剤のベストセラー「ラウンドアップ」＊[1]を世界中で販売しています。ラウンドアップは、すべての植物を枯らす強力な除草剤です。モンサントは、ラウンドアップ耐性の遺伝子組み換え作物を開発し、ラウンドアップとのセット売りをしています。

米国では遺伝子組み換え作物の畑に、大量のラウンドアップが散布されています。米国政府は遺伝子組み換え作物のラウンドアップの残留を考慮して、主成分であるグリホサートの残留基準値を大幅に緩めました。

米国から遺伝子組み換え作物をはじめ農産物を大量に輸入する日本は、残留基準が米国より厳しいと輸入できないため、米国の残留基準に合わせて基準を緩和してきました。

２０１７年に行われた残留基準緩和は、遺伝子組み換えではない小麦やソバ、ゴマなどにも及んでいます（表①参照）。これは、米国では収穫作

表① どんどん悪くなっている日本のグリホサートの残留基準

(ppm)

農産物名	1999年改正前	199年改正	2016年	2017年改正
コメ	0.1			
トウモロコシ	0.1	1	1	5
大豆	6	20	20	30
小麦			5	30
大麦			20	5
牛肉の食用部分			2	0.5
豚肉の食用部分			1	0.5
鶏肉の食用部分			0.7	30
ソバ、ライ麦			0.2	30
テンサイ			0.2	30
ナタネ			10	40
綿実			10	40
ゴマ種子			0.2	40
ヒマワリ種子			0.1	40
ベニバナ種子			0.1	

2013年7月、米国は残留基準を大豆40ppmに、飼料用作物を100ppmに緩和

厚労省2017年12月25日食品中の残留基準値改正告示より

(著者作成)

業を容易にするため、収穫直前にラウンドアップを散布して枯らすプレハーベスト処理が行われるようになったからです。

また、肉にも基準が設定されたのは、輸入の遺伝子組み換えトウモロコシや大豆粕《かす》を家畜飼料に使用しているため、肉にグリホサートの残留が起こるからです。米国産の農作物に食料や飼料を頼る以上、グリホサートの残留基準を米国に合わせざるを得ないというのが、日本政府の立場なのです。

厳しい規制を求める研究データ

グリホサートは、その有害性が明らかにされています。国際がん研究機関（ＩＡＲＣ）*2は、発がん性の分類を5つのランクで評価していますが、２０１５年、グリホサートを有害性の高い上位から2番目の「ヒトに対しておそらく発がん性がある」というグループ2Ａに指定しています。

フランスの研究では、ラットの腸内の微生物叢《そう》に大きな変化を引き起こすこと、またラウンドアップに配合される補助剤（界面活性剤）は、主剤の何倍もの強い毒性があることが報告され、ＥＵは16年に補助剤の使用を禁止しています。

ラウンドアップには、主剤のグリホサートが植物に付着するように界面活性剤*3が補助剤として含まれています。モンサント社は安全な農薬と主張しますが、安全性のデータには補助剤の毒性データは含まれません。日本の農薬の安全審査において、補助剤の毒性は評価することなく、主剤（有効成分）のみの評価で残留基準を決めています。補助剤の毒性を無視することは、科学的に正当とはいえず、市販農薬の安全性を偽ることになります。

また、フランスでは都市部と田園地域に住む8歳から60歳の男女30人の尿検査で、全員から平均1・25ng／mlのグリホサートを検出。29人がEUの水質基準0・1ng／mlを超えていたと発表されています。

米国に次ぐ遺伝子組み換え大豆の大生産地ブラジルでは、調査した母乳の80％以上にグリホサートかその代謝物、またはその両方が検出されています。17年、カナダ食品検査庁の検査によると、約3割の食品からグリホサートが検出されています。

世界中で大量使用されてきたグリホサートによって、大気、水、食品を通して人体が汚染され、尿や母乳からも検出されているのです。これらの研究データ・調査データによって、諸外国ではラウンドアップを厳しく規制しています。

EU、ブラジルなど禁止する国続出

欧州議会は、22年までに農業用グリホサートの使用禁止を求める決議を採択しています。米カリフォルニア州は、17年、グリホサートを発がん物質リストに掲載、警告表示を義務づけました。EU、スウェーデン、ベルギーなどは個人の使用規制をし、フランスのマクロン大統領は22年までにグリホサート禁止を指示しています。

ドイツのキリスト教民主社会同盟と社会民主党の連立協定では、遺伝子組み換え作物の国内での栽培禁止と、グリホサートのできるだけ早い時期の禁止で合意されています。

イタリアは16年に収穫前処理の使用を禁止し、サウジアラビアなど中東・湾岸協力会議加盟6カ国も、16年からグリホサートを禁止しています。ブラジル連邦裁判所は18年8月、グリホサートを含む製品について、その毒性再評価を完了するまで使用を一時禁止するとの決定を下しました。スリランカでは販売が禁止されています。

日本では、種子法廃止によって懸念されるのが、モンサントの遺伝子組み換え種子の国内販売です。遺伝子組み換え作物の生産が始まれば、ラウンドアップの農地への大量散布が行われることになります。そうした事態を避けるためにドイツのように、遺伝子組み換え作物の栽培禁止を早急に決める必要があります。

〔＊1〕ラウンドアップ：除草剤。1970年販売開始。世界でもっとも販売量が多い除草剤。主成分（主剤）はグリホサートイソプロアミン塩。「グリホサート」の特許が切れた後、他社から同じ成分の除草剤（ジェネリック剤）が安く大量に販売されている。

〔＊2〕国際がん研究機関：世界保健機関（WHO）の機関。発がん状況の監視、発がん原因の特定、発がん性物質のメカニズムの解明、発がん制御の科学的戦略の確立を目的としている（農水省のホームページより）

〔＊3〕農薬の界面活性剤：植物や害虫の体表上には水を弾くワックスなどの物質があるため、農薬を散布しても植物の葉や害虫に散布液が付着せず、多くが流れ落ちてしまう。展着剤は主成分の界面活性剤によって、農薬液の付着性や浸達性を高める働きをする。

② グリホサートでがん発症、モンサントに賠償命令

除草剤ラウンドアップ（主成分グリホサート）の散布作業によって、悪性リンパ腫（がん）を発症したとして、校庭管理人ドウェイン・ジョンソン氏が損害賠償を求めた裁判で、米国サンフランシスコ地裁は2018年8月、がんの可能性を知りながら警告しなかったとして、モンサントに対し、懲罰的損害賠償を含め約3億ドル（約320億円）の賠償金を命ずる判決を下しました。

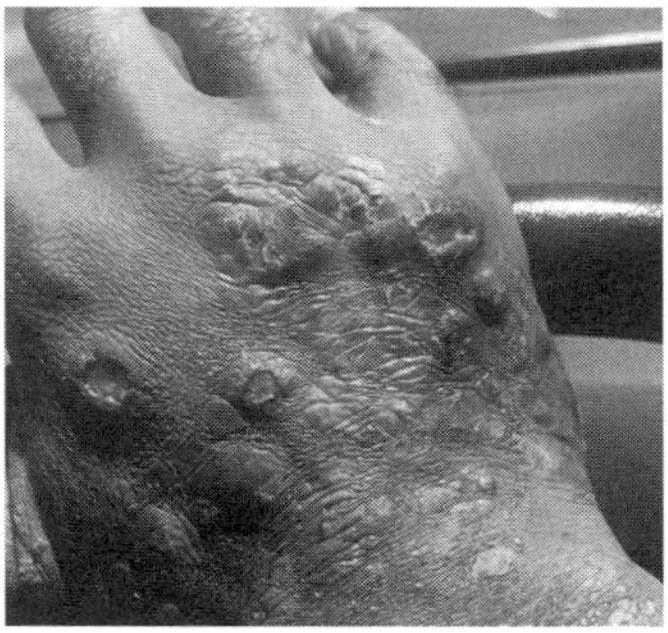

ラウンドアップの噴霧作業によって悪性リンパ腫を発祥した米国の校庭管理人・ジョンソン氏の右手（CNN, 2016年6月17日）

裁判では、グリホサートががんを引き起こす可能性があるとするモンサントの秘密文書が明らかにされ、陪審員はがんの可能性を知りながら警告しなかったモンサントの非に対し、ジョンソン氏への損害賠償として3900万ドル、さらに「悪意のある行為や抑圧」に対して、2億5000万ドルの懲罰的損害賠償を認めたのです（のちにモンサントの上訴により約8000万ドルに減額）。

この判決は、グリホサートが、がんと関係することを認めた画期的な判決です。

そして19年3月には、米国連邦裁判所が、がんになったカリフォルニア州のエドウィン・ハードマン氏への8000万ドルの賠償を命ずる判決を下し、バイエルの株は急落しました。同年5月にはカリフォルニア州地裁で、原告2人に対する合計20億ドルの賠償を命ずる判決が下されました。モンサントを買収したドイツのバイエル*には、ラウンドアップによる健康被害に対する4万件を超える裁判が待ち構えています。

盛んに流れるテレビコマーシャル

国際的にグリホサート禁止の勢いが強まっている（表②）一方で、日本は世界の流れとは逆方向に進んでいます。世界中から締め出されたグリホサートが、規制緩和を進める日本に押し寄せているのではないでしょうか。

最近、非農地用の「ラウンドアップマックスロード」のテレビコマーシャルが盛んに流れています。家庭園芸・菜園用の除草剤で、根まで枯らす確実な除草効果と、土への安全性を宣伝しています。ホームセンターなどで、グリホサートを含む各種の除草剤が販売され、容器の説明には「本製品の特長：土壌微生物により、天然物質に分解されますので土に残らず土壌をいためません」とあり、警告表示はありません。

1996年、ニューヨーク州は「生分解性で土壌に蓄積されません」「安全で人や環境への有害な影響を引き起こすことはありません」といった広告が、虚偽かつ誤解を招くとして、このような広告を禁止する判決を下しました。フランスでも

表② 各国で進むグリホサート規制

2015年	コロンビア	グリホサートを主成分とする製品の散布を禁止
	スリランカ	深刻な腎障害の原因とされることからグリホサートの輸入禁止と在庫も使用禁止
2016年	イタリア	公園や市街地、学校、医療施設周辺などでのグリホサートの使用禁止、農業での収穫前の散布禁止
2017年	マルタ	グリホサートと補助剤を含む除草剤の販売を禁止
	フランス	2022年までにグリホサートを禁止する方針を発表
	EU加盟 6カ国	農業・環境大臣は連名で、EU委員会にグリホサートの段階的禁止計画の策定を要請
2018年	ドイツ	連立政権協定でグリホサートの禁止を合意
	米国 カリフォルニア 州裁判所	ラウンドアップの使用でがんになったとして3億ドルの賠償をモンサントに命ずる判決

出典：有機農業ニュースクリップの「グリホサート関連年表」から

同様の判決が下されています。

オランダ、フランス、スイス、ドイツではホームセンターでの販売禁止。ベルギー、バミューダ諸島、バンクーバー、スウェーデンなどが個人・家庭での使用・販売禁止。さらに2019年1月、フランスではグリホサートとその関連商品をすべて販売禁止にしています。

〔＊〕バイエル：ドイツの多国籍企業。化学工業、製薬会社。世界的な医薬品メーカー。2016年、遺伝子組み換え種子の世界最大手モンサントを買収する計画がスタート、18年買収完了。

■グリホサートの有害性に関する主な動き

2014年	スリランカの研究者が土壌や化学肥料に含まれるヒ素やカドミウムなどの重金属と、除草剤として散布されるグリホサートによる複合体が、飲料水やコメを通して摂取されると重い慢性腎臓病を発症と発表
2015年	・国際がん研究機構は、グリホサートに「ヒトに対するおそらく発がん性がある」と発表 ・アルゼンチンなどの研究グループは、微量のグリホサートを与えたミツバチは、巣に戻る経路の認識能力に影響があるとする研究を発表 ・米国マサチューセッツ工科大学の研究者らは、これまでのグリホサートに関する論文評価の結果、グリホサートの使用と乳がん、膵がん、腎臓がんなどと強い相関関係があるとして、より厳しい規制を提唱
2017年	・ロンドン大学などの研究チームは、グリホサートの超低濃度での慢性的曝露が、マウスに非アルコール性脂肪肝を引き起こすとする研究結果を発表
2018年	・フランスのカーン大学の研究チームは、グリホサート系14剤を分析し、補助成分がより有毒であり、ヒ素などの重金属を含むとする研究結果を発表。また、ラウンドアップがラットの腸内の微生物叢に大きな変化を引き起こすとの研究結果を発表

「有機農業ニュースクリップ」より

❸ 北米産小麦に残留する除草剤

収穫前散布で90％を超す検出率

農水省の発表によると、輸入小麦の産地国での船積み時に、ロットごとに試料を採取して検査した結果、除草剤のグリホサートは、基準値超えはなくても毎年残留が検出されています。

「有機農業ニュースクリップ」（２０１８年10月8日）によると、13年以降、米国産とカナダ産の小麦では、検査した90％以上から、年によっては１００％からグリホサートが検出されています。これは、収穫直前に小麦を枯らして刈り取りしやすくするために、除草剤グリホサートが散布されているからです。一方、オーストラリア産とフランス産は20％以下となっています（表③）。

日本の小麦輸入量（２０１６年）は、米国が２５０万トン（46・３％）、カナダが１８０万トン（33％）、オーストラリア80万トン（15・５％）で、日本の小麦自給率はわずか14％（17年度）です。

輸入小麦は、小麦粉やパン、麺類、菓子類など多くの食品に使用されていますが、収穫前処理に使われて残留するグリホサートやポストハーベスト農薬が含まれた輸入小麦に依存したままでは、

表③ 輸入小麦の残留グリホサート検出率

	2013年	2014年	2015年	2016年	2017年
米国	88.8%	94.3%	93.1%	96.2%	94.3%
カナダ	97.1%	97.4%	98.8%	100.0%	100.0%
オーストラリア	19.1%	19.5%	16.7%	14.3%	14.3%
フランス	12.5%	40.0%	35.3%	13.3%	11.1%

農民連食品分析センター発表より

私たちの食の安全は遠のくばかりです。安全な国産小麦の生産量を増やす農業政策が望まれます。

市販の食パンからグリホサートを検出

2019年4月12日公開の農民連食品分析センターのホームページによれば、市販の食パン製品にグリホサートの残留が認められるかを検査した結果、国産小麦を使用している製品および有機栽培小麦を使用している製品を除くほぼすべてで、グリホサートが検出されたと発表しています（表④）。

検査試料は、19年3月から4月にかけて、市販の製品を購入。試料は食パン13製品で、国産小麦を使用していることが記載されているものが3製品、JAS有機栽培小麦を使用しているものが1製品、とくに産地の記載がないものが9製品（こ

表④ 食パンの残留グリホサート検査結果

商品名	製造者	残留濃度 /ppm
食パン (麦のめぐみ全粒粉入り食パン)	敷島製パン株式会社 (Pasco)	0.15
食パン（ダブルソフト全粒粉）	山崎製パン株式会社	0.18
食パン（全粒粉ドーム食パン）	山崎製パン系列店	0.17
健康志向全粒粉食パン	マルジュー	0.23
ヤマザキダブルソフト	山崎製パン株式会社	0.10
ヤマザキ超芳醇	山崎製パン株式会社	0.07
Pasco 超熟	敷島製パン株式会社（Pasco)	0.07
Pasco 超熟国産小麦	敷島製パン株式会社（Pasco)	—
本仕込み	フジパン株式会社	0.07
朝からさっくり食パン	株式会社神戸屋	0.08
パン国産小麦	まるまぱん	—
有機食パン	有限会社ザクセンW	—
十勝小麦の食パン	有限会社ザクセンW	—

農民連食品分析センター調査（「農民」2019年4月22日号）

のうち全粒粉を使用している製品が4製品）でした。結果は、食パン9製品からグリホサートが検出されたのです。

パンにはグリホサートの基準は設定されていません。小麦は輸出国の米国・カナダでは、プレハーベスト（収穫前に刈り取りしやすくするために除草剤をかけて枯らす）を行っていることを前提に、これを容認する30ｐｐｍという基準値に緩和されています。玄米のグリホサートの残留基準値は０・01ｐｐｍなので、玄米の３０００倍となります。小麦製品はグリホサートの残留のない「国産小麦」製品を選びましょう。

4 化学農薬禁止を求めるフランス市民

取り返しのつかない自然界の異変

ル・モンド紙によると、２０１８年9月、フランスでは、多数の公的な人物が署名し「すべての化学農薬の禁止を要求する声明」を発表しました。それには「この15年間に鳥の3分の1が消え、20年間でチョウの半分が消え、ミツバチなどポリネーター（送粉者）たちは数十億匹も死んでしまった。カエルもバッタも消えた。取り返しのつかないことへの痛みを感じる」と書かれています。

署名した一人で、農薬を評価する医師会のトップは「数年前だったら、私はこのような呼びかけに参加しなかっただろう。逆に、製剤ごとに調べる実用的な現在のアプローチを支持していただろう。しかし、このような評価システムは企業が推進しているもので、真実のリスクを私たちに評価させることにはなっていないと気づいた。これまでのシステムではもはやコントロールできないのだ。化学農薬の即時退出を求めるという、これまでとは異なる枠組みに置き換えていくべきだ」と発言しています。

農薬製剤ごとに企業のデータで安全評価をして

いる現状を続けていては、もう間に合わないところまで来ている、という指摘は的を射たものと思います。

消費者の不安の高まりを背景に、世界最大のパスタメーカー、イタリアのバリラ社は18年4月、グリホサート残留の懸念があるカナダ産小麦の使用を35％削減、新たな契約をストップすると発表しました（ｉＰＯＬＩＴＩＣＳ、２０１８・４・３）。

イタリアにとってカナダはデュラム小麦の最大の供給国ですが、その高い品質にもかかわらず、グリホサートの残留基準値が５ｐｐｍであり、収穫前の除草剤散布が問題になるとバリラ社は考えたのです。

「有機農業ニュースクリップ」によれば、バリラ社はグリホサートの残留量が許容値の範囲内であっても、０・01ｐｐｍ以上の残留のある小麦は使わないとしたのです。これはとても厳しい値です。

残留基準を１５０倍に緩める日本

一方、日本は17年、グリホサートの残留基準を大幅に緩和しました。小麦は５ｐｐｍから30ｐｐｍへと６倍、ソバとライ麦は０・２ｐｐｍから30ｐｐｍへと１５０倍で、大幅に緩和されました。これは、グリホサートの収穫前処理使用の実態を追認するための規制緩和でしょう。

加えて、米国ではグリホサート耐性の遺伝子組み換え小麦が開発されています。いつ商業生産が始まるかわかりませんが、そのときに備える意味もあるのかもしれません。

イタリアの人たちが、５ｐｐｍの残留基準値に懸念を強めているというのに、日本はその6倍に緩和して、輸入受け入れ態勢を整えているのです。

日本の農水省が登録認可したグリホサート製剤は、106種類にも上ります。17年にグリホサートの残留基準値を大幅に緩和したうえに、一挙に10種類も新規登録しています。日本の規制緩和の姿勢は国際動向からみて、きわめて特異です。

国内農業と食の安全を犠牲にして、自動車を始めとする工業製品の輸出で稼ぐという戦後の経済政策の結果が、このありさまです。食料自給を取り戻さなければ、一国の政治的独立も、国民の食の安全も危ういのです。

第5章

ネオニコ系農薬が子どもの発達に影響

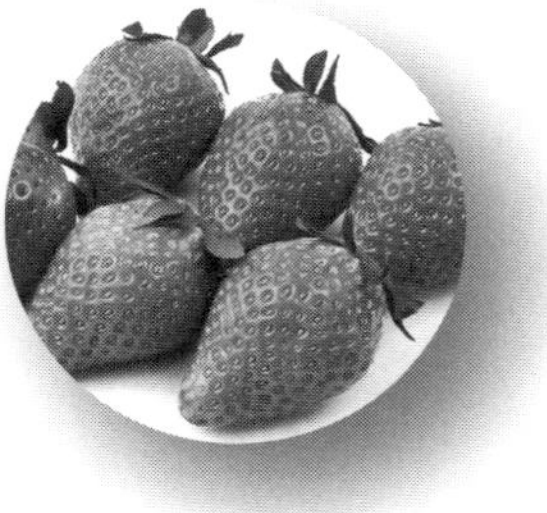

1 神経毒性が強いネオニコ系農薬

カメムシ斑点米防止の散布は不必要

斑点米は稲穂の実が軟らかいときに、カメムシ類が実の汁を吸うと、その跡が黒い斑点になってできたものです。これを避けるため、田んぼではカメムシ退治の農薬が大量に使用されています。その多くはネオニコチノイド（ネオニコ）系の農薬です。斑点が付いても、食味や安全性にまったく問題はありません。コメの害虫ウンカは、イネの茎や葉を吸汁してイネを枯らし収穫量に被害を与えますが、カメムシは収穫量を減らすわけではありません。ただ米粒の見栄えを悪くするだけです。

それなのに「植物防疫法」という法律で、カメムシは有害指定動植物に指定されています。そのため、全国でカメムシの発生予察調査が行われ、警報が出されると、有人ヘリや無人ヘリなどで農薬が一斉に散布されます。農薬によってカメムシだけでなく、水田に生息する多くの生き物が姿を消しています。田んぼのヤゴを殺して赤トンボもいなくなりました。

１９６０年代からおコメが余ってきて、高く売

表① 水稲うるち玄米および水稲もち玄米の検査規格規定

項目	最低限度		最高限度							
				被害粒、死米、着色粒、異種穀粒および異物						
								異種穀粒		
等級	整粒（%）	形質	水分（%）	計（%）	死米（%）	着色粒（%）	もみ（%）	麦（%）	もみおよび麦を除いたもの（%）	異物（%）
一等	70	1等標準品	15.0	15	7	0.1	0.3	0.1	0.3	0.2
二等	60	2等標準品	15.0	20	10	0.3	0.5	0.3	0.5	0.4
三等	45	3等標準品	15.0	30	20	0.7	1.0	0.7	1.0	0.6

規格外　一等から三等までのそれぞれの品位に適合しない玄米であって、異種穀粒および異物を50%以上混入していないもの

農水省　玄米の検査規格　http://www.maff.go.jp/j/seisan/syoryu/kensa/kome/k_kikaku/

るためには見栄えを重視しなければと、74年に「農産物検査法」の規格規定に着色粒（斑点米）の規格が追加されたのです。1等米は斑点米が1000粒に1粒以下、2等米は3粒以下と決められています。異物（砂や石など）の混入割合より厳しい等級付けです（表①参照）。しかもこの細かい等級を判定するのは目視検査なのです。

1等米と2等米では60kgで600円から1000円の価格差がついてしまいます。斑点米が1粒多いだけでこんなに価格が下がってしまうのですから、農家はカメムシ防除に励まざるを得ません。

農家は検査を受けず、コメを自由に販売できるようになってはいますが、検査を受けていないと、小売で「産年」「産地」「品種」（3点表示）

が表示できず、そのうえ「未検査米」と表示しなければなりません。そのうえ、コメ農家のほとんどは検査を受けて出荷します。検査で等級が付けられて価格が決まるので、着色粒（斑点米）に敏感にならざるを得ないのです。一方、業務用米は検査を受けなくても3点表示ができます。それに輸入米の場合、等級はなく、着色粒（斑点米）は1％までとなっていて、国産米（0・1％）の10倍も緩い基準で流通できるのです。このように、農産物検査法の着色粒規定は矛盾だらけなのです。

私も参加する「農産物検査法の見直しを求める会」では、農薬散布を増長する着色粒規定の見直しを農水省に再三求めてきました、にもかかわらず、農水省は「消費者が斑点米を嫌う」という流通業者の言い分を理由に、見直しに背を向けたままです。しかし、消費者がお店で買うとき、等級表示はなく、また斑点米も入っていません。消費者が嫌うというのは正しくありません。なぜなら、消費者は斑点米をまったく知らず、見たことがないからです。

流通業者は、斑点米や異物をはじき出す色彩選別機を使って袋詰めしています。選別機で対応できるので、斑点米予防の農薬を散布する必要はないのです。それに消費者としては、茶碗に1粒入っているかいないかの斑点米を気にしたりしません。それより、人体に影響を与える可能性のあるネオニコ系農薬を散布しないコメを望みます。

農薬代と色彩選別機による除去費用は、ほとんど同じか農薬代のほうが高いという報告もあります。厳しすぎる着色粒の規定が農薬大量散布の原因になっているのです。農薬業界を利するだけの着色粒規定を見直すことが求められます。

北半球でミツバチが4分の1に激減

世界の食糧をまかなう100種の作物のうち、70種類以上はハチが受粉を媒介しています。ところが、北半球の4分の1のミツバチが消えてしまいました。その原因はネオニコ系農薬ではないかといわれ、EU全域で使用禁止や規制が強まっています。米国でもネオニコ系農薬の新しい登録を認めない決定をしました。

日本でミツバチ被害が最初に問題となったのは2005年、岩手県で初めて用いられたネオニコ系のクロチアニジン（商品名ダントツ）が原因とわかりました。カメムシ防除でもっとも多く使用される農薬は、ネオニコ系のジノテフラン（商品名スタークル）で、玄米にも残留しており、約63％の検出率で見つかっています。

ネオニコ系農薬は、1990年代から使われるようになった比較的新しい農薬です。水稲をはじめ野菜、果樹などの農業用のみならず、林業での松枯れ防除、ガーデニング、建材の防腐剤、シロアリ駆除剤、家庭用殺虫剤、ペットのノミ取り剤などさまざまな用途に広く使用されています。

世界は規制へ、日本だけは緩和

ネオニコ系農薬の特徴は、①浸透性、②残効性、③神経毒性にあります。浸透性があるため、根、葉、茎、果実に浸透し、洗っても落ちません。残効性が高いため、農薬使用量が少なくて済み、減農薬栽培として多用される実情があります。

ネオニコ系農薬は、8種類の成分が登録されています。また、フィプロニルという農薬は浸透性、残効性、神経毒性が特徴で、ネオニコ系農薬と類似の作用があります。

アセチルコリンは、すべての昆虫類の脳にみられる主要な神経伝達物質です。ネオニコ系農薬は、アセチルコリン受容体を阻害することで昆虫を殺します。アセチルコリンは、ヒトでは自律神経、抹消神経に多く、記憶や学習、情動など中枢神経でも重要な働きをしていることが知られています。近年、免疫系や脳の発達にも重要な働きをしてきていることが明らかになっています。このため、ヒトの健康への影響、とりわけ成長過程にある子どもの脳の発達への影響が懸念されます。

２０１２年、世界的に問題となっているミツバチの大量失踪の主な原因は、ネオニコ系農薬にほぼ決着（『サイエンス』、『ネイチャー』など一流科学雑誌に科学的証拠が発表）しました。

18年４月、ＥＵはネオニコ系５種中３種の屋外使用を禁止、同年、米国カリフォルニア州は、ネオニコ系農薬の新規登録を認めない決定をするなど、国際的に規制が強まるなか、日本は基準を緩和しています。ネオニコ系農薬のアセタミプリドの残留基準値は、茶葉30ｐｐｍ＊（ＥＵ０・05ｐｐｍ）、イチゴ３ｐｐｍ（ＥＵ０・５ｐｐｍ）、ブロッコリー２ｐｐｍ（ＥＵ０・４ｐｐｍ）といった具合で、ＥＵでは日本の６００倍から５倍も規制が厳しいのです。

日本ではさらに、15年に基準値が「緩和」され、アセタミプリドの残留基準値は、レタス、シュンギクが５ｐｐｍから10ｐｐｍへ、クロチアニジンでは、ホウレンソウが３ｐｐｍから40ｐｐｍになったのです。

〔＊〕１ｐｐｍ＝１kgの農産物中に１mgの農薬が含まれる量。

② 国産茶からネオニコ系農薬を検出

日本の残留基準値は諸外国より高い

北海道大学などの研究チームは、市販の日本産の緑茶の茶葉と緑茶ボトル飲料のすべてからネオニコ系農薬を検出したと専門誌に発表しました（表②）。

研究チームは、日本産茶葉39検体とスリランカ産紅茶の茶葉30検体、コンビニで購入したボトル詰め茶飲料9検体について、ネオニコ系農薬とその代謝物を調査しました。その結果、スリランカ産茶葉からは検出されませんでしたが、検査したすべての日本産茶葉からはネオニコ系農薬7種類とその代謝物10種類を、またボトル詰め茶飲料からは6種類のネオニコ系農薬が検出されました。

緑茶のボトル飲料は、糖分の多いボトル飲料より健康志向で選ばれていますが、検査したボトルすべてから4種のネオニコ系農薬が検出されたのです。

検出値はいずれも茶葉の残留基準値を下回っていますが、そもそも日本の残留基準値がEUなどに比べて高いのですから、下回ったからといって安心するわけにはいきません（表③）。いずれも検出

表② お茶・ペットボトルの農薬検出率

農薬名	日本茶葉		ボトル茶飲料	
	検出率(%)	最大値(ng/g)	検出率(%)	最大値(ng/g)
ジノテフラン	100	3004	100	59.00
イミダクロプリド	92	139	78	1.91
チアクロプリド	79	910	100	2.35
チアメトキサム	79	650	100	5.53
クロアチアニジン	74	233	100	2.08
アセタミプリド	67	472	78	2.01
ニテンピラム	3	54	—	—

Toxicology Reports, 2018-6-19

表③ 諸外国と比べ高いネオニコ系農薬残留基準値

ND＝不検出

農薬名	残留基準値（ppm）					
	日本	台湾	韓国	米国	カナダ	EU
アセタミプリド	30	2	7	50	0.1	0.05
イミダクロプリド	10	3	50	ND	0.1	0.05
クロチアニジン	50	5	0.7	70	70	0.7
ジノテフラン	25	10	7	50	0.1	0.01
チアクロプリド	30	0.05	0.05	ND	0.1	10
チアメトキサム	20	1	20	20	0.1	10
ニテンピラム	10	ND	—	ND	0.1	0.01

出典：農水省・諸外国における残留農薬基準値に関する情報・茶より抜粋

値は1日許容摂取量の範囲内に収まる濃度であるものの、長期摂取や多量摂取の影響に注意を払うべきだと研究チームは結論づけています。子どもの神経発達への影響が毒性として考慮されていないこと、ネオニコ系農薬の代謝物の人体毒性がまだ解明されていないことの問題性を指摘しています。

表②を見ると、茶葉の残留量の多さには愕然とします。茶葉は洗わずお湯で抽出してそのまま飲むわけですから、お茶は有機栽培であるべきです。

この調査では、スリランカ産の茶葉からはネオニコ系農薬は検出されず、日本のお茶栽培では、ネオニコ系殺虫剤が大量に使われている実態の一端が明らかになりました。

ミツバチやヒト、子どもの脳に障害をもたらす可能性がいくつもの科学論文で指摘されても、農薬の規制を強化しないままならば、取り返しのつかないことになります。国際社会が掲げている予防原則に立ち、疑わしいものは予防的に規制する農薬行政に転換していかなければなりません。

❸ 農薬が子どもの脳の発達に影響

２０１２年、文部科学省は全国（岩手、宮城、福島の３県を除く）の公立の小・中の学童約５万４０００人を対象に調査を行い、６・５％（15人に１人）に発達障害の可能性があると発表しています。発達障害児の人数は、04年には３万人とされ、15年には14万人に増加しています。

ネオニコ系農薬の急増と一致

発達障害児が急増するのと軌を一にして、殺虫剤のネオニコ系農薬が急増し続けています。日本でもっとも使用量の多い殺虫剤は有機リン系、次がネオニコ系です。農薬使用量のグラフと自閉症など発達障害の有病率のグラフはほぼ重なります（図①）。

これまでヒトへの影響は、１日摂取許容量以下であれば問題ないとされてきましたが、最近のいくつもの研究で、ごく微量を慢性的に体に取り込んでいくと、子どもの脳神経の発達に影響があることがわかってきています（参考『地球を脅かす化学物質　発達障害やアレルギー急増の原因』木村―黒田純子著、海鳴社２０１８）。

日本では、ネオニコ系農薬の使用量は最近10年

図① 農薬使用量と自閉症など発達障害の有病率はリンク

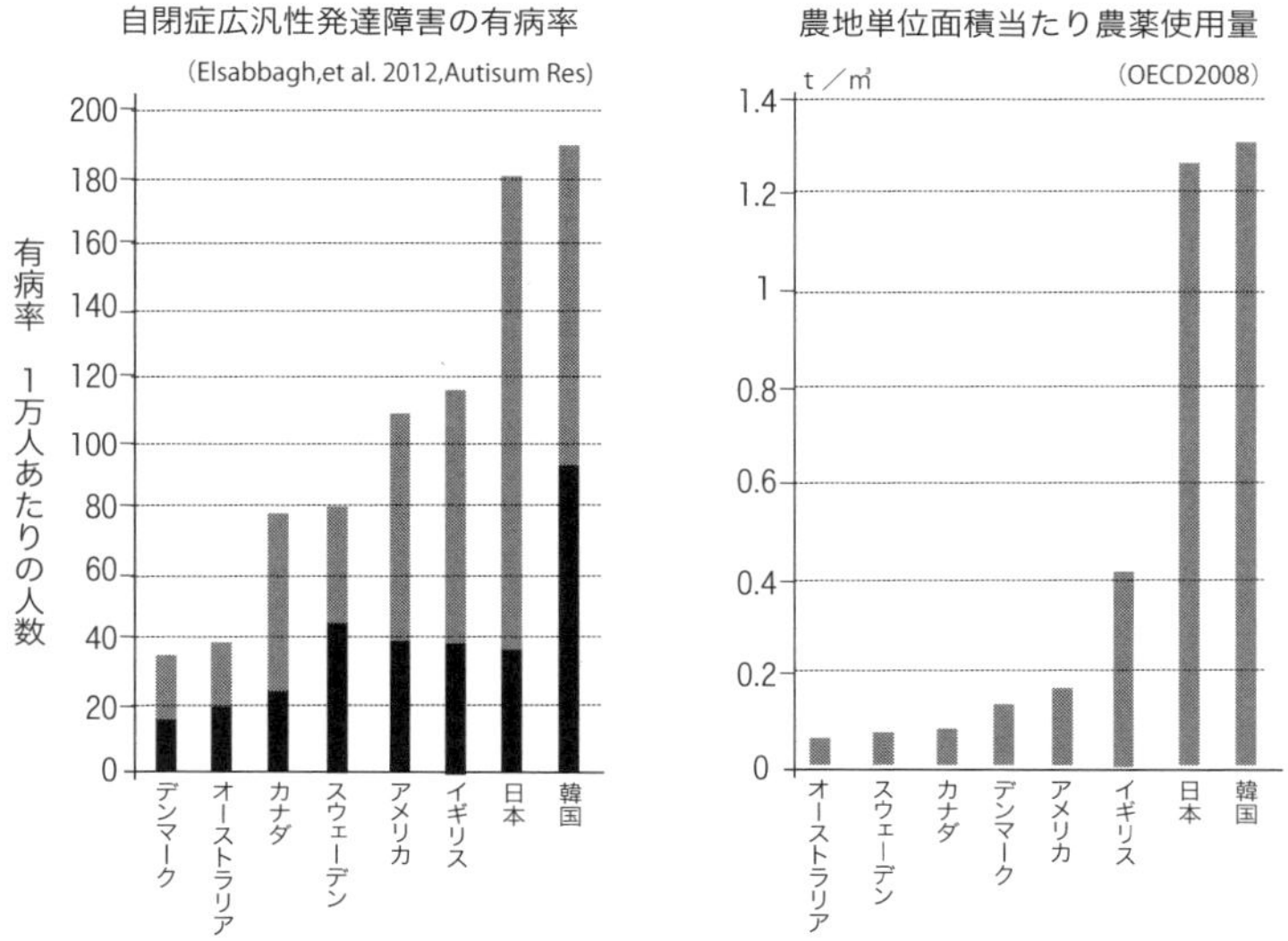

出典：日弁連のシンポ「今、農薬問題を考える」の木村ー黒田純子氏の資料より（2018年7月7日）

で約3倍に増えています。これと並行するように、日本では発達障害が増加の一途をたどっています。

12年、米国小児科学会は〝農薬ばく露は小児がんのリスクを上げ、脳発達に悪影響を及ぼし健康障害を引き起こす〟と公式勧告を発表しました。

15年、国際産婦人科連合は、農薬や環境ホルモンなど有害な環境化学物質のばく露により、ヒトの生殖、出産異常が増え、子どもの健康障害や脳機能の発達障害が増加していると警告しています。

また、腸内微生物の働きが、脳・精神に影響を及ぼすこともわかってきています。腸内微生物に異常を引き起こす抗生物質、抗菌剤、殺菌剤の過剰使用を止め、農薬摂取に注意し、有機食品に切り替えていくことが必要です。

4 小売り大手でネオニコ系農薬の販売中止が広がる

米国の母親らの働きかけの成果

米国では2019年1月、小売大手のコストコがグリホサート関連商品の販売を中止しました。販売中止を求めるウェブ署名に取り組んでいたマムズ・アクロス・アメリカ（MAA＝母親全米ネットワーク）は、この決定を歓迎して、グリホサート販売中止を求めるキャンペーンの次の目標を、小売大手の「ホームデポ」とホームセンター大手「ロウズ」に定めています。

米国では、環境保護団体などが小売業界にネオニコ系農薬の販売中止を要請する活動が活発で、15年4月には、ホームセンター大手ロウズが4年間でネオニコ関連商品の排除を公表しています。

また、16年4月には、家庭用農薬メーカーのスコッツ・ミラクル・グロー社が17年までにネオニコ系農薬（イミダクロプリド、クロチアニジン、ジノテフラン）の取り扱いを中止することを明らかにしました。16年末、コストコは自社販売の植物について、ネオニコ系農薬の使用を止めさせると発表し、有機栽培の商品の取り扱いを増やしています。

このように米国では、消費者団体や有機農業者、環境保護団体などがネオニコ系農薬の使用中止を要請する小売業者へのキャンペーンをくり広げ、その成果が現れています。

日本でも農薬販売中止の動きが

日本でも、農薬の使用規制を求める市民が行動を起こしています。「小樽市&子どもの環境を考える親の会」では、学校花壇に使った農薬で子どもが体調を崩した、近所の家庭菜園で使用した農薬が原因で引っ越しをせざるを得なくなった、家庭用殺虫剤やペットのノミ取り剤で鼻水やせきが止まらなくなったり、皮膚が赤くなった、などの相談をきっかけにして、ネオニコ系農薬やラウンドアップの販売中止と、できるかぎり人体に影響の少ない商品の販売をするように、ホームセンターを経営する企業4社へ要望書を送りました。

要望書を送った4社のうちDCMホーマック、LIXILビバホームは、食品安全委員会がグリホサートには発がん性などがないと結論づけている、として販売を継続すると回答し、アマゾンジャパンは無回答でした。

100円ショップを展開する大創産業（ダイソー）は、グリホサート関連の商品の生産・販売中止を約束し、要請を受けるまで製品の成分問題に配慮しなかったことを真摯に受け止めたいとも回答しています。「小樽市&子どもの環境を考える親の会」は、ダイソー経営者の謙虚な姿勢を評価しています。なお、ダイソーはグリホサートを中止し、その代替としてグルホシネート商品を出すとのことですが、似た毒性があり再考すべきです。

また、東京都三鷹市議会は2018年12月、ネオニコ系農薬の規制強化を求める国への意見書を全会一致で採択しました。同様の意見書は、これまでに埼玉県嵐山町・久喜市・吉川市・秩父市と東京都小金井市で可決されています。

米国でも日本でも、子どもたちの異変に気づいた市民たちが、企業や行政、政治家に直接訴えることで状況を変えています。

第6章

農薬・化学肥料の大量使用で食品の質が劣化

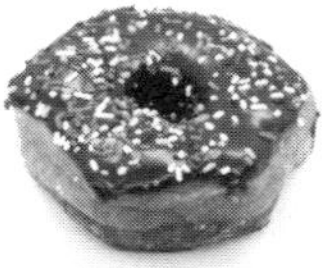

1 ポストハーベスト農薬を食品添加物扱いに

変質したコーデックス規格

日本はひと昔前までは、食品安全規制の厳しい国であり、「日本産」は安心ブランドでした。ところがいまから33年前、１９８６年の「ガット・ウルグアイラウンド」交渉を皮切りに、米国の農産物輸出のターゲットにされ、輸入の障壁となる米国より厳しい残留農薬や食品添加物の基準を、コーデックス規格*や米国基準に整合させるよう迫られ、緩和し続けているのです。

　コーデックス規格は、もとは安全基準の策定が未整備の途上国の貿易において参考とすべき（最低の）基準として設定されてきました。自国で安全基準を策定できる国には、関係のなかったものです。ところが、輸出国の米国は貿易自由化の協定として、日本を含む先進国も貿易において、コーデックス規格に合わせる（ハーモナイゼーション）というルールに変えてしまったのです。この結果、コーデックス規格より厳しい基準の設定は、困難になったのです。

　もし、コーデックス規格より厳しい基準を設定して輸入を規制する場合、その基準でなければ、人体に悪影響があることを科学的に証明し、輸出国が了解できるものでなければ、輸入障壁と見なされるのです。コーデックス規格は、貿易の妨げにならないことを第一に、そのうえで、ヒトの健康に配慮した基準とされています。

農薬を食品添加物として使用を認可

日本はポストハーベスト農薬（収穫後）の使用を認めていません。収穫後に倉庫などで作物に農薬を散布すれば、畑での散布と違い雨や風、日光による減衰はなく、使用した量がそのまま作物に残留します。残留濃度は著しく高くなり、ヒトが食べ続ければ健康への影響が懸念されるからです。

１９９１年の牛肉・オレンジ自由化で大量に輸入するようになったかんきつ類は、長期間の輸送貯蔵中にカビが発生します。そのため、ポストハーベスト農薬の殺菌剤の使用を認めるように迫った米国に対し、日本政府は（ポストハーベスト農薬は日本では禁止のため）食品添加物の防カビ剤として認めるという方便を設けました。それ以降、ポストハーベスト農薬が、食品添加物として認可されて輸入されるようになりました。しかも、カビ菌は「防カビ剤」に対して、耐性を獲得していくため、次から次へと新しい「防カビ剤」が食品添加物として申請されているのです。

この流れで、殺菌剤アゾキシストロビンは、米国から農薬の残留基準の緩和とともに、食品添加物の指定を求められました。

厚労省の薬事・食品衛生審議会は、米国の要求どおり、農薬としての残留基準を緩和し、収穫後の使用については、２０１３年に食品添加物として指定したのです。このときの審議会に、米国の残留試験成績が出されました。最大残留値として、グレープフルーツ5・427ppm、オレンジ3・994ppm、レモン9・812ppmの数値が示されていました。審議会は、この残留試験のデータをもとに、食品添加物の基準を残留試験結果の最大値9・812ppmが収まる10ppmに設定しました。それまでの残留基準は2ppmでしたから、5倍に緩和したことになります（表①）。

この大幅緩和により、ポストハーベスト農薬として使用しても、基準違反にならないように配慮されたのです。

アゾキシストロビンの国内産果実の残留農薬基準は、モモは0・05ppm、ミカンは1ppm、リンゴは2ppmです。輸入のかんきつ類は、国産ミカンの10倍も緩い基準なのです。小児（1～6歳）の1日当たりの最大摂取量の推計では、1日摂取許容量（ADI）の74・8％にもなるのです。ですから、輸入かんきつ類より国産かんきつを選びましょう。

18年4月、農水省はオーストラリア産大麦からアゾキシストロビンが残留基準（0・5ppm）の5倍、2・5ppmの高い残留量で検出されたと発表しました。この発表を受けて、オーストラリア産のシリアルや青汁などの加工品が回収される騒ぎになりました。

このオーストラリア産大麦に残留した農薬は、栽培時に殺菌剤の目的で使用されたものか、保存目的の防カビ剤として使用されたかは、不明のままです。

アゾキシストロビンは、農薬として散布される場合は、レタスに収穫30日前までとか作物ごとに

表① 殺菌剤アゾキシストロビンの残留基準緩和

単位：ppm　ND=不検出

食品	残留基準値（改定前）	残留基準値（改定後）	食品	残留基準値（改定前）	残留基準値（改定後）
ミカン	1	1	イチゴ	10	10
リンゴ	2	2	ブドウ	10	10
桃	0.05	0.05	ニラ	5	70
夏ミカン	2	10	クレソン	3	70
レモン	2	10	パセリ	30	70
オレンジ	2	10	タマネギ	1	10
グレープフルーツ	2	10	ニンニク	0.1	10
ライム	2	10	乾燥ハーブ	―	300
その他かんきつ類	2	10	トウガラシ乾燥	―	30

農水省：諸外国における残留農薬基準値に関する情報より抜粋

使用時期が制限されています。それなのに同じ成分が、食品添加物と名前を変えれば、収穫後に使用できるというのは、なんというご都合主義なのでしょう。国民の健康よりも貿易相手国への配慮が優先される、こんな行政を続けていては国民の健康は守れません。

〔＊〕コーデックス規格：国際食品規格委員会の略称。1963年FAOとWHOによって設置された政府間組織。加盟国185カ国および欧州共同体。世界流通のための農畜産物の基準、食品安全基準の制定機関。

❷ フィリピン産バナナの残留農薬

　フィリピン産バナナからは、浸透性殺虫剤フィプロニルが検出されています。財務省の貿易統計によると、日本に輸入されるバナナは、２０１７年、99万トンで、フィリピン産が79万トン（80％）を占めてダントツの第1位です。

　現在、バナナに設定されているフィプロニルの残留基準値０・００５ｐｐｍは、18年8月に改訂されるまでは０・01ｐｐｍでした。ＥＵや国際基準が０・００５ｐｐｍなので、遅ればせながら、日本もそれにならって改訂したわけです。０・００５ｐｐｍはほぼ検出限界で、それだけ毒性が強い農薬だと評価されているのです。

　従来の2倍の厳しい基準に改訂した翌9月に、基準を超える残留が検出され、厚生労働省は検査対象を30％に増やして対応を強化しました。しかし、その後も違反が相次ぎました。11月には、フィリピン産バナナから、残留基準値を超える０・００６ｐｐｍの残留が検出されました。

　基準値を超える残留違反が相次いだため、18年11月末、厚生労働省はフィリピン産バナナを輸入するすべての業者に対し、残留農薬の全ロット検査命令を出しました。輸入するすべてのバナナにロット単位での検査義務づけは初めてです。残留農薬検査は従来、ロットの数%しか行われていませんでした。

日本でも使用　殺虫剤フィプロニル

浸透性殺虫剤は、散布されると植物に取り込まれ、枝や葉、幹や根、花粉や花蜜、実などすべての組織に運ばれます。フィプロニルは浸透性の殺虫剤なので、バナナの実に浸透している可能性が大きいのです。

フィプロニルは神経毒性があり、劇物指定です。1日摂取許容量は0・0002㎎と日本の登録農薬のなかでももっとも低く（毒性が強い）、ネオニコチノイド系殺虫剤とともに、ミツバチの蜂群崩壊症候群の原因の1つとされています。

EUでは規制が強化され、フィプロニルを農薬として使っている国はごくわずかになり、17年8月までに農薬メーカー各社は登録更新を行わず、EU域内の市場から消えました。EUから撤退したフィプロニルが、アジアに販路を求め売りまくられているのかもしれません。

一方、日本ではフィプロニルは農薬としてコメ、キャベツ、トウモロコシなどの害虫駆除に使われ、ゴキブリなどの駆除剤のほか、ペットのノミ取り剤としても使用されています。ペットの皮膚から体内に農薬成分が浸透する懸念があります。

フィプロニルはネオニコ系農薬と同じく、神経細胞の受容体に作用するため、慢性的持続摂取によって、何らかの健康影響が出る可能性は否定できません。食品や環境からの持続摂取は、たとえ少量でも好ましくないのです。

1990年代までのバナナは、数週間から1カ月は常温で放置していても腐りませんでした。発がん性があるベノミルなどの殺菌剤が使われていたからです。ベノミルは皮や果肉からも検出されました。EU、米国、オーストラリアで使用禁止になり、バナナの農薬汚染の実態がクローズアップされ、バナナへの違法農薬の使用は減っていきました。

ところが、今度はフィプロニル汚染の発覚です。いたちごっこの農薬使用を止めなければなりません。バナナのフィプロニルは厳しい基準に改定されましたが、有機認証されたオーガニックバナナ*がたくさん出回るようになってほしいものです。

フランスは、2008年から農薬削減に取り組み、25年までに50%削減をめざしています。そして、18年9月からネオニコ系農薬を禁止しました。日本もフランスのように脱農薬の国をめざしたいものです。

〔*〕オーガニックバナナ：農薬不使用で栽培。輸入検疫での青酸ガスや臭化メチルによるくん蒸処理もしていないバナナ。

3 栄養価の低下や農薬汚染の農作物

不健康の裏に食べものの質低下

日本の医療費は増大し続け、50年前は4000億円でしたが、2017年度は過去最高の42兆円を超え、100倍にもなっています。医療が進歩して、男女ともに平均余命が延びていますが、生活習慣病（がん、高血圧、糖尿病、肥満など）や不耐性*（アレルギー疾患、化学物質過敏症、精神疾患）が増加しています。

これは、私たちが口にする食べものの質の劣化が大きく影響しています。食べものの質の劣化を招いている原因は、近代化農業、加工食品、そして農業生産・食料流通のグローバル化にあります。近代化農業（慣行農業）では、農薬・化学肥料が大量に使用され、化学肥料による促成栽培の結果、ビタミンなどの栄養価が大きく低下しています。

食材のカロリーやビタミン含有量を計算するために使われる『七訂日本食品標準成分表』（2017年）と四訂（1982年）を比較してみましょう。100g中のビタミンCの含有量では、ホウレンソウの65mgが35mg、コマツナの75mgが39mgに減少しています。

また、化学肥料が多投入された土壌で栽培された作物には、作物が利用しきれなかった硝酸態窒《しょうさんたいちっ》素《そ》が植物内に残ります。人間の体内に入った硝酸態窒素は唾液によって亜硝酸態窒素に変化して発がん性が増加します。血液中で酸素を運ぶヘモグロビンの働きを阻害し、乳幼児では酸欠症状を起こす原因にもなります。

欧州では硝酸態窒素を規制し、ホウレンソウの場合は２０００ｐｐｍ以下とされています。しかし、日本では規制がなく、一般栽培のホウレンソウで７０００ｐｐｍほども含有しています（慶応義塾大学大学院ＳＤＭ研究科調べ、11年）。欧州では出荷できない高濃度の硝酸態窒素量です。

農薬が子どもの脳神経に悪影響

日本は、単位面積あたりの農薬使用量が世界トップクラスです。福岡県が09年に発表した県内の慣行栽培の農薬散布回数は、キュウリ56回、トマト54回、ナス59回、シソ30回、イチゴ63回などとあり、各県とも似たような状況です。

現在、日本で使用量が多いのが有機リン系農薬で、有機リン系農薬は慢性的摂取によって低運動性、筋硬直、低体温、精神機能障害、遅発神経毒性、記憶障害、学習障害が起こります。

空中散布が野放しで行われ、辺り一帯に農薬を暴力的に散布する日本と異なり、ＥＵでは有機リン剤の使用が禁止され、農薬の空中散布は原則禁止。米国でも有機リン剤の空中散布は原則禁止です。

多用され始めたネオニコ系農薬は、神経伝達阻害によって殺虫作用を発揮しますが、ヒトの神経系統にも影響します。有機リン系、ネオニコ系と

図① 日本は農薬集約度ランキングで3位

耕地面積あたりの有効成分換算農薬使用量（国名のあとのカッコの数字はデータ年次）

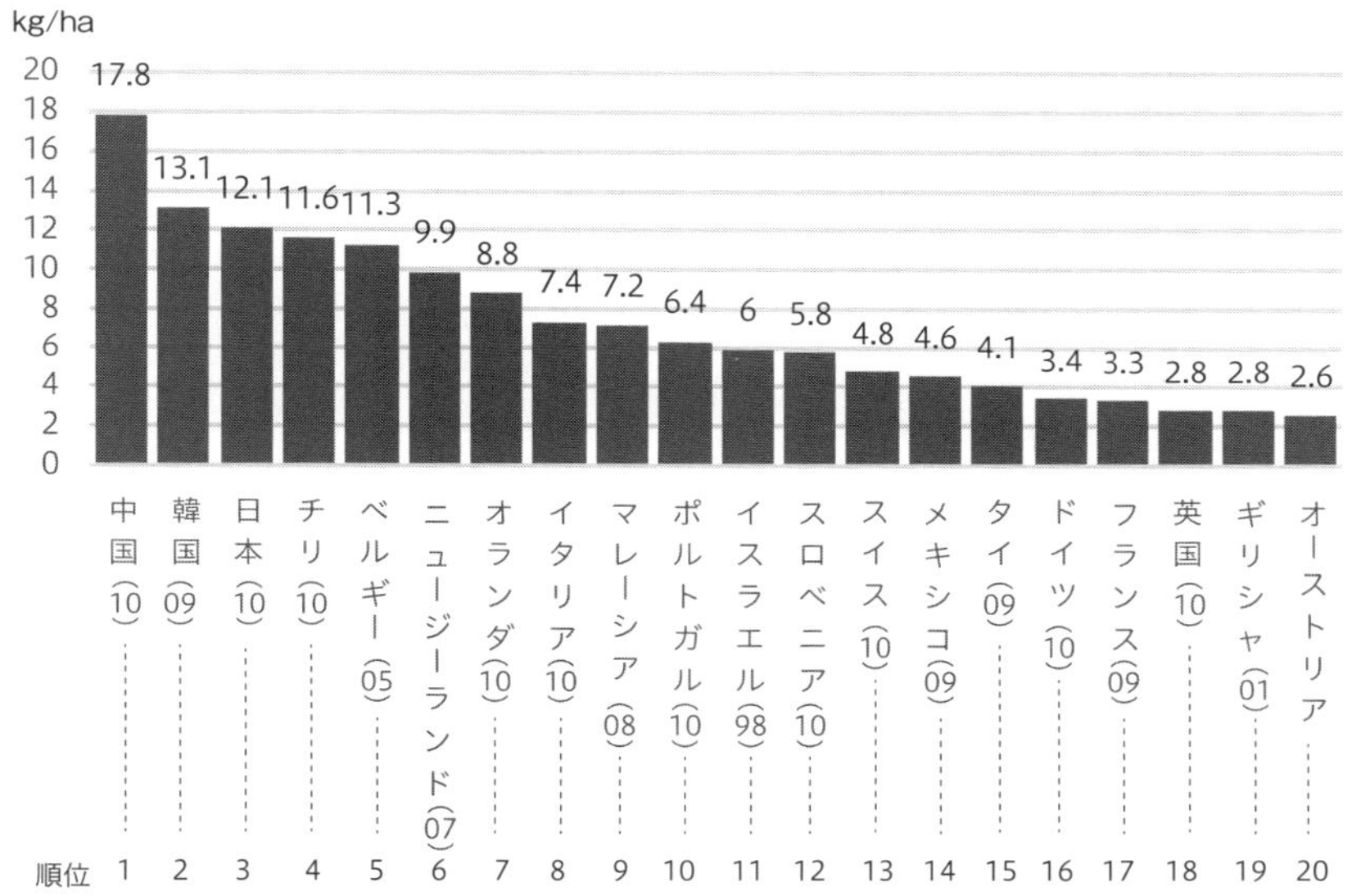

(資料)Faostat 2013.8.4

もに神経毒性の農薬なのです。

発達途中の神経に影響し、低濃度の反復的ばく露で、実験動物の脳に形態学的な変化を及ぼします。新生児期から成熟期にかけて複合ばく露されると、自発性行動、学習や記憶能力に障害が起こり、新生児期に殺虫剤にばく露されると、低濃度でも成長後のアレルギー反応を増強すると指摘されています。

米国小児科学会は12年、「農薬ばく露は小児がんのリスクを上げ、脳発達に悪影響を及ぼし健康障害を引き起こす」と公式勧告し、国際産婦人科連合は15年、農薬や環境ホルモンなど有害な環境化学物質への曝露によって、ヒトの生殖器の異常や出産異常が増え、子どもの健康障害や脳機能の発達に障害が増加していると警告しています。

最近、腸内細菌の働きが脳・精神にも影響を及ぼすことが解明されつつあり、抗生物質、抗菌剤、殺菌剤の過剰使用が引き起こす腸内細菌の異常が注目され、農薬摂取への警告、有機食品に切り替えていくことの重要性が強調されています。

農薬の多くには環境ホルモン作用があり、生体内でホルモンの働きをかく乱したり、阻害することが指摘されています。生殖や発育というヒトとしての基本的機能に障害を与えるのです。胎児への影響も真剣に考える必要があります。

農薬使用の表示制度で有機農業立国へ

農薬多使用の日本を有機農業国へ転換させるには、使用農薬の表示制度を導入するのがもっとも有効であると、私は考えています。使用農薬の種類と回数が農産物に表示され、使用実態が可視化されれば、消費者はより少ないものを選びますから、流通も生産者も農薬使用を減らす方向に向かい、有機農業への転換が加速されるでしょう。

有機農業国が実現すれば、食べものや水、土壌や空気などの環境が清浄化され、国民の健康が向上し、医療費も削減され、豊かな生物多様性が復活するでしょう。

18年6月、フランスでは果物、野菜に農薬を表示する法案が上院に上程されました。上院で承認されると、新しい表示法が23年1月までに開始されます。日本は、本気で脱農薬社会へ転換しなければ、取り返しがつかないところにきています。

〔＊〕不耐性：生物が生まれつきもっている抵抗力が喪失したり、脆弱になる現象。医学の分野では、代謝能力、抵抗性の弱化の現象を指す。

第7章
畜産業で投与される抗生物質・ホルモン剤

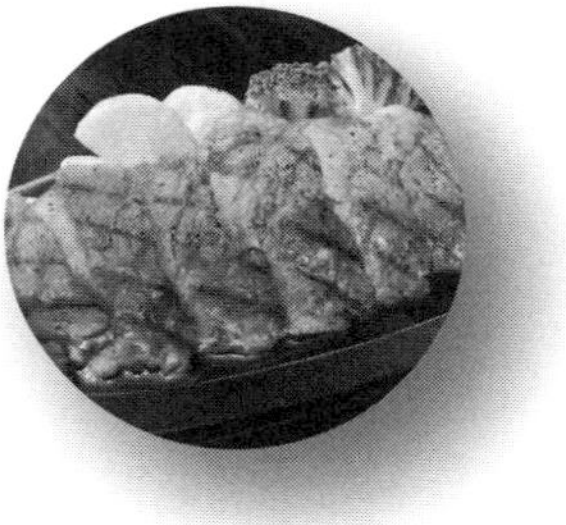

1 チリ産養殖サケ、抗生物質漬けの実態

養殖サケが有毒物質を蓄積

チリ産のサケは、スーパーなど店頭でよく目にする、価格も手ごろなサケで、輸入サケ・マスの総量の約70％（２０１２年）を占めます。「冷凍もの」では、チリ産が80％で、主にギンザケとマス（トラウト）が占めています。切り身の塩ザケ、おにぎりの具、フレークなどさまざまな用途で出回っています。ちなみに2位がロシア産、３位が米国産で、主にベニザケが輸入されています。

一方、「生鮮冷蔵もの」では、90％がノルウェー産で、主に大西洋サケが占めています。刺し身やすし種、生のサーモンの切り身として販売されています。

このチリ産養殖サケが、米国の大手スーパーマーケットから姿を消しているのです。15年、米国小売業界で第3位のコストコが、店頭に並ぶチリ産サケの割合を90％から40％に減らすと発表し、米国の高級スーパー、ホールフーズなどがヨーロッパで養殖されたサケのみを取り扱うと公表するなど、チリ産サケを排除する動きが起こっているのです（ロイター・15年7月23日）。

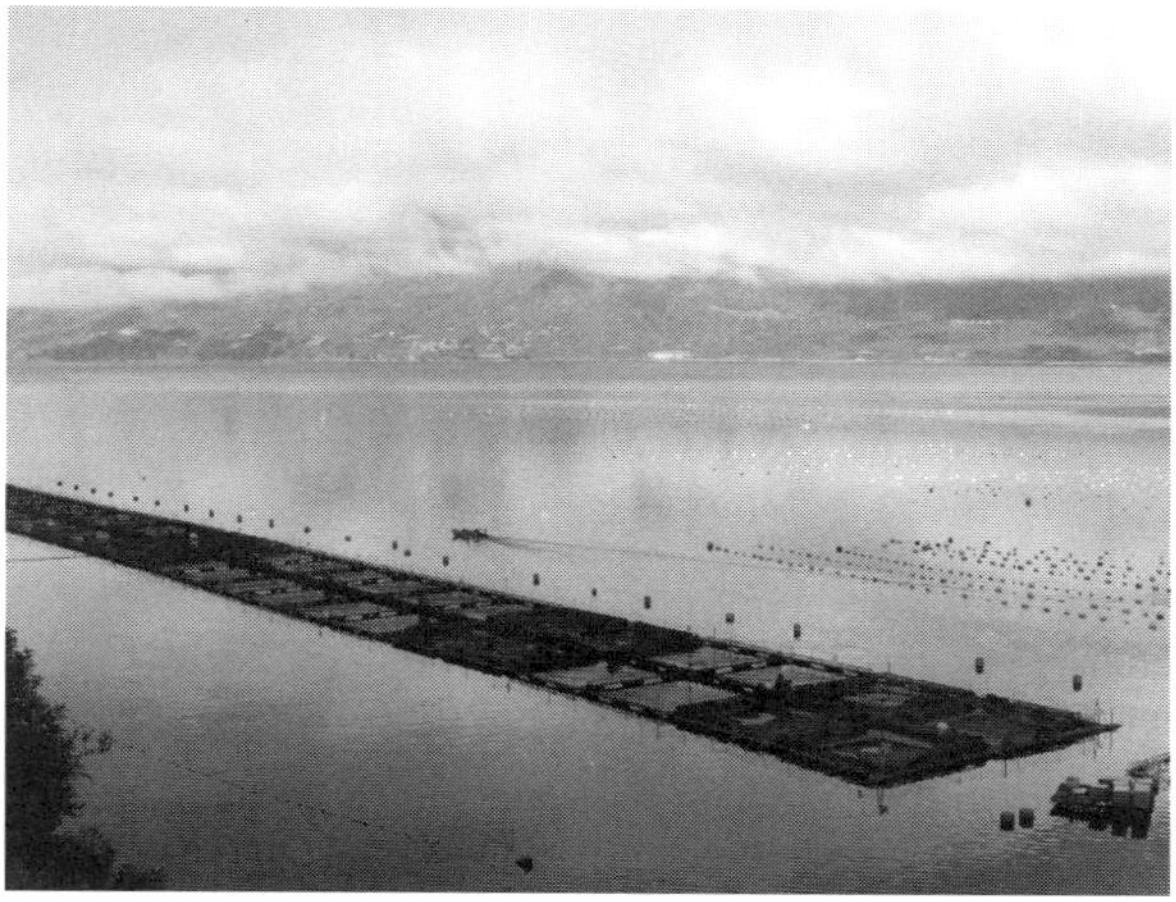

チリのサケ養殖場
http://nambei.jp/2018/07/12 NAMBEI NEWS

国際海洋保護団体「オセアナ」（本部・米ワシントン特別区）の発表によると、チリでは水産養殖に使われる抗生物質の使用上限がなく、チリで使用される抗生物質の量は、ノルウェーで使用される量の最大５００倍に及ぶとされています。

チリ沿岸の海には、ピシリケッチア症というサケの病気の原因になるバクテリアが大量に生息しています。感染力が強いことに加え、過剰な密飼いで感染が瞬く間に拡大し、３日間ほどで養殖場のサケが全滅するといわれています。これを避けるために、抗生物質の多量使用が蔓《まん》延しているのです。

また、過密養殖が行われていて、１つの養殖檻（ケージ）に、５万匹ものサケが入れられています。このケージが20個ほど連なり、１カ所の養殖場で１００万匹前後が養殖されていますが、これはノルウェーの基準の２・５倍に相当します。チリのサケ養殖産業は、じつはノルウェーの大企業が独占しているのですが、彼らはこの過密養殖について、チリでは合法であると言っているそうです。

妊婦に摂食制限の警告

養殖場の周辺海域では、餌の大量投入で海洋汚染が起こり、サケの皮膚や粘膜に寄生する「サケジラミ」という寄生虫が発生しています。このサケジラミを駆除するために殺虫剤が使われ、さらに、養殖場の海水汚染による感染症の予防のために、殺菌剤や抗生物質の投与が行われるのです。

天然サケに含まれる脂肪分は5～7％ですが、トロサーモンが好まれるため、養殖ものは脂肪の多い飼料を与えて、15～34％に高めています。脂肪には有害物質が蓄積されやすく、養殖サケに含まれる有害化学物質の量は、食品の中でずば抜けて多いのです。

05年、米国コーネル大学の発表では「養殖サーモンは天然サーモンよりはるかに多くのダイオキシンなどの有害物質を蓄積している。食べ続けると、幼児にIQの低下や発育障害をもたらす恐れがある。チリ産サケの摂取許容の目安は年間6回までに」と警告しています。年間6回までとは驚きです。

13年、ノルウェー政府は「サケなど脂の多い魚には、有害汚染物質が蓄積されているので、若い女性や妊婦は週2回を超えて食べないように」との勧告を出しました。

16年には、チリの養殖場から多くの抗生物質耐性菌が発見され、なかでもヒトの感染症の治療に使われる抗生物質キノロンに耐性を示す細菌が多く見つかっています。養殖場で抗生物質キノロンを使っているからです。キノロン耐性菌が広がると、感染症の治療に抗生物質を使っても効果がないという深刻な事態を招きかねません。

チリ以外の米国をはじめとする諸国では、養殖場でのキノロン使用は禁止されています。チリ産サケの問題は、グローバルな価格競争の果てに起きたといえます。国産の、日本の川に戻ってきた天然のサケを一番の選択肢に。輸入物でも天然ザケを選びましょう。

２ 人工飼料が生んだ病原性大腸菌O157

大規模食中毒事件

腸管出血性大腸菌Ｏ《オー》１５７は、１９８２年、米国でハンバーガーの牛ひき肉を感染源とする集団食中毒事件があり、その原因菌として特定されました。米国ではＯ１５７による食中毒が毎年のように多発し、死者が出ていますが、いまでは全地球規模で発生しています。

日本ではいまから23年前の96年、Ｏ１５７による集団食中毒事件が起こったことを記憶している方もいらっしゃると思います。岡山県の小学校で患者数４６８人の集団食中毒が発生し、２名の児童が死亡しました。広島県、岐阜県、愛知県などでも発生し、大阪府堺市の小学校では患者学童６１７６名、重症者77名、死者3名という大規模な学校集団食中毒が発生しています。

食中毒の原因は、Ｏ１５７によるものと確定されましたが、当初は感染源がわからず、カイワレ大根が感染源とする説がマスコミで取り上げられていました。

大腸菌のほとんどは無害ですが、なかには「病原性大腸菌」と呼ばれ、下痢を起こすものがあります。病原性大腸菌は4種が報告されていて、このうち腸管出血性大腸菌はベロ毒素を出して、溶血性尿毒症症候群や脳症（けいれんや意識障害）を起こします。Ｏ１５７は、この腸管出血性大腸菌の代表的な細菌なのです。

一般に食中毒は、１００万個以上の菌が体内に入らないと起こりませんが、Ｏ１５７は感染力が非常に強く、１００個程度の菌が体に入っただけでも、食中毒症状が起こります。低温に強く、冷凍庫内でも生きています。また、酸性に強く、口から入ったＯ１５７の大部分は胃の酸にも負けずに生き残ります。ただし、熱には弱く75度1分間の加熱で死滅しますので、Ｏ１５７の予防には加熱がポイントです。

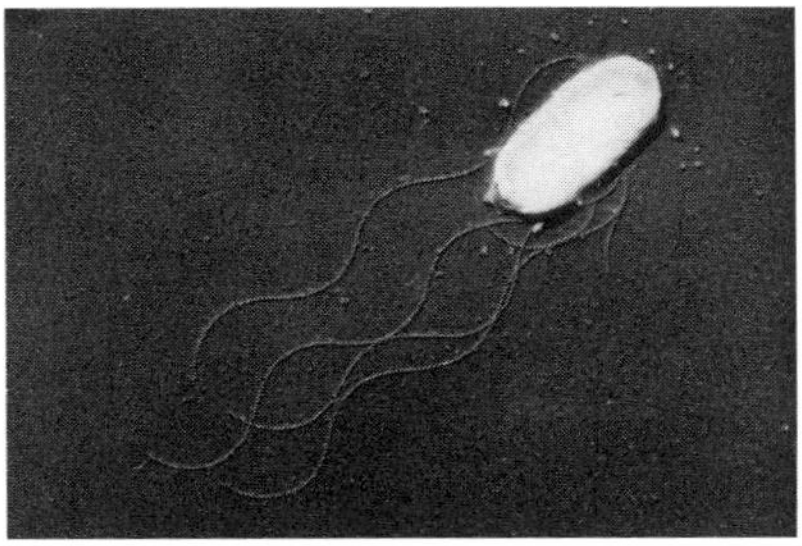
感染力が非常に強いO157の菌

効率化した畜産が生んだＯ１５７

なぜ、Ｏ１５７による食中毒が多発するようになったのでしょう？　米国の食肉産業は、ハンバーガー用の牛肉パテの需要を満たすため、効率を優先させたシステムを作り出しました。草食動物である牛に「穀物主体」の混合飼料（濃厚飼料）を食べさせるようになったのです。つまり、牛の飼料を、牧草から安価で大量にとれるトウモロコシに切り替えました。牛がトウモロコシの実を食べることは、自然界ではありえないことです。

牛には、反すう胃を含め4つの胃があり、第一胃には膨大な数の微生物が生息しています。微生物は硬い草の繊維を発酵・分解してくれて、牛はその分解物を消化するのです。

しかし、草ではなくトウモロコシが与え続けられると、第一胃の微生物は死滅して、牛は生命力が弱り、病気にかかりやすくなったため、抗生物質の投与が行われるようになりました。その結果、変異した耐酸性大腸菌が生まれました。これが胃酸による殺菌作用を免れて結腸に達し、体内で増殖することがわかっています。

米国は、世界一の食肉消費国であり、そのため大量の肉を処理する必要があります。効率優先で一カ所に集められて肥育された大量の牛たちは、自分たちの糞尿にまみれていますが、洗わず解体処理（日本では洗浄後解体）が行われています。速い速度で大量に処理する工場で肉に糞尿が付き、O157も付着します。ごく一部の肉に菌が付着しても、ほかの肉と一緒にミンチ加工されることで、感染源になるハンバーガー用のパテが大量に製造されることになるのです。

また、家畜の糞尿が川に流れ込んで水系を汚染し、その水で栽培したホウレン草やレタスなどが、O157食中毒を引き起こしています。こうして、トウモロコシ飼料が普及するなかで、O157は次第に増えていきました。

現在はさらに効率化された飼料が使われています。トウモロコシを原料としたエタノールを生産したときに出る副産物（DDGS）です。

米国では、エネルギーシフトの一環として、エタノールをエネルギー源として利用するバイオエタノール政策が進められました。トウモロコシを原料としたエタノール生産が急増した結果、副産物であるＤＤＧＳも量産されることとなりました。ＤＤＧＳはトウモロコシより安価でかつトウモロコシの成分が濃縮された家畜飼料として、米国の畜産農家をはじめ、世界各国で利用されることになったのです。

しかし、このＤＤＧＳにはエタノールの製造工程で使用された抗生物質が残留したり、マイコトキシンなどカビ毒の汚染が起こっています。

Ｏ１５７の猛威が始まった原因は、ＤＤＧＳの利用にあるといわれ、Ｏ１５７の発生率が2倍になることが示されました。

１９９８年､米国科学専門誌『サイエンス』は、牛への濃厚飼料（トウモロコシなど）の給餌は大腸菌を増加させ、逆に粗飼料（牧草など）はそれを減少させること、粗飼料の適正な給餌をすればＯ１５７の排菌制御が可能と指摘しています。Ｏ１５７による食中毒を減らす方策は、牛の飼料を本来の草に戻すことなのです。

ＤＤＧＳは日本にも輸入され、２０１３年のデータでは、ＤＤＧＳの半分以上が産卵鶏用飼料に配合されています。黄身の色が濃い卵を生産するのに効果があるため、というのがその使用理由になっています。

3 輸入牛肉に成長ホルモン剤残留

成長ホルモンは世界的に禁止へ

畜産物輸出大国の米国、オーストラリア、カナダでは、牛の肥育促進にホルモン剤の使用を認めています。ホルモン剤を注射すると、成長が早まり肥育期間が短くなって、利益が10%アップするといわれています。ちなみに、ホルモン剤は牛の耳に注射し、その耳は食肉処理するときに危険物として焼却処分されるそうです。

ほとんどの国で、牛にホルモン剤を使うことは禁止されています。ロシアはホルモン剤残留のオーストラリア産牛肉の輸入を禁止し、中国は香港経由のホルモン剤残留の米国産牛肉の輸入を禁止しました。

ＥＵでは、１９８８年にホルモン剤を家畜に使用することを禁止し、翌年には米国産牛肉の輸入を禁止しました。このためにEUと米国の間で〝牛肉ホルモン戦争〟が起こりました。

日本も肥育用にホルモン剤を使うことは認めていません。しかし、輸入牛肉の検疫検査はモニタリング検査*なので、ホルモン残留牛肉が日本国内に出回っている可能性は否定できません。

図① 乳がんの患者数5倍、と死亡者数3.5倍に増加

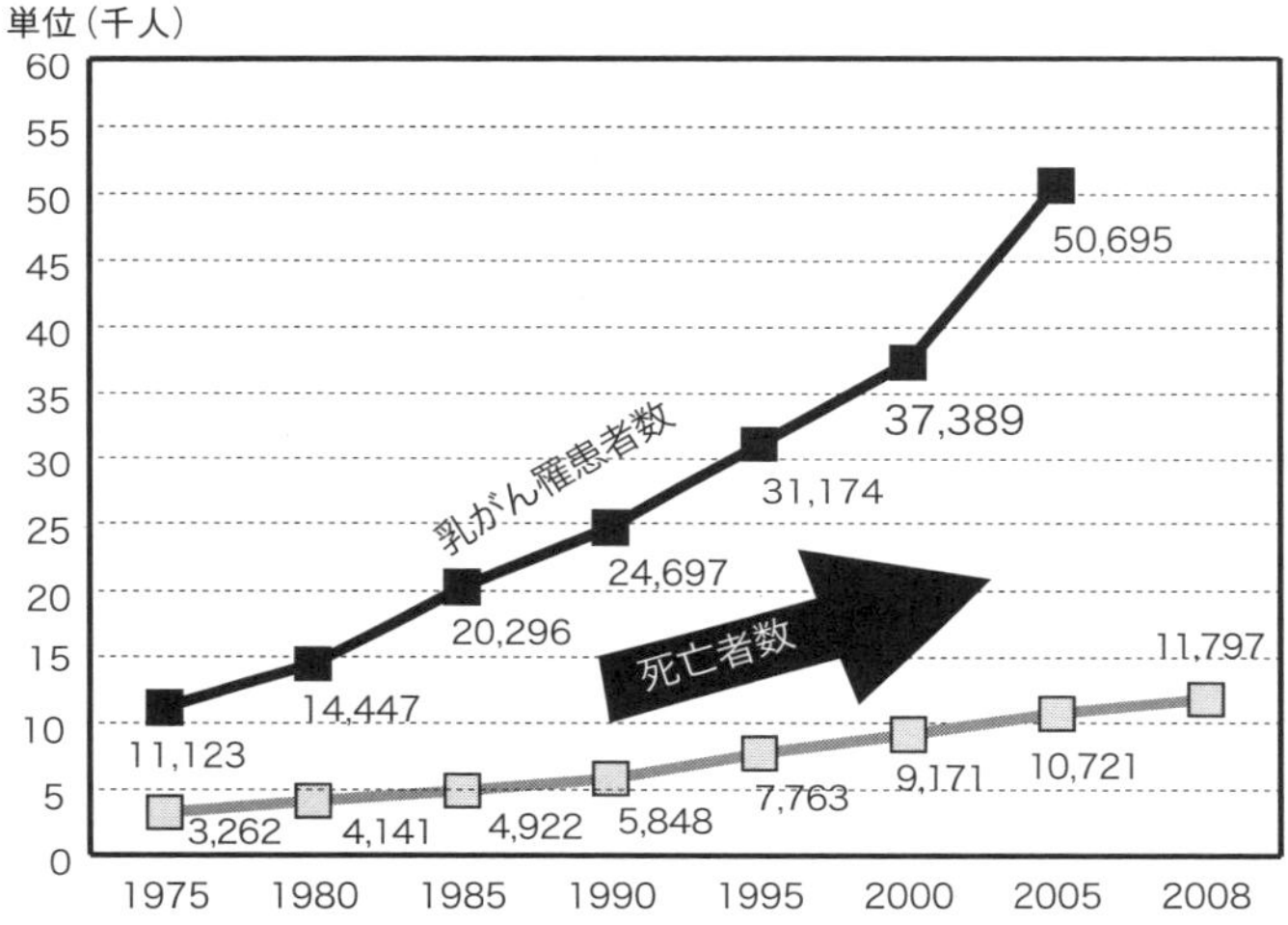

国立がん研究センターがん対策情報センター「地域がん登録全国推計によるがん罹患データ（1975年～2005年）」および厚生労働省大臣官房統計情報部編「平成20年人口動態統計」2008より

91年の牛肉の輸入自由化によって、日本は輸入枠を撤廃し、関税の税率を段階的に引き下げ、2000年以降は38・5％にまで引き下げています。これによって輸入牛肉の価格が下がり、消費量が拡大しました。それと並行して、日本では乳がん、前立腺がんを含むホルモン依存性がんが増加し（図①）、生涯で乳がんを発症する確率は11人に1人になっています。子宮がんも卵巣がんも増え続けています。前立腺がんは10年前、胃がん、肺がん、大腸がんよりも少なかったのに、いまや大腸がんを抜いて肺がんと肩を並べる勢いです。

藤田博正医師（北海道対がん協会細胞診センター所長）らは、食肉中のホルモン（エストロゲン）の調査を行い、09年の日本癌治療学会学術集会でその結果を発表しています。それによ

ると、札幌市内のスーパーで売られていた米国産牛肉の脂身では日本の１４０倍、赤身では６００倍（！）ものエストロゲンが残留していたのです。エストロゲンは、ホルモン依存性がんの危険因子です。論文では「エストロゲン高濃度の牛肉摂取とホルモン依存性癌発生増加の関連性が考えられる」と結論づけています。

米国の牛肉消費量は世界最多で、さらに増加傾向にあります。米国では８人に１人が乳がんを発症しており、その発症率はきわめて高いのです。

売れない汚染牛を日本に押し売り

先進国で最大のホルモン剤汚染牛肉の輸入国は日本です。15年に発効した日本・オーストラリア経済連携協定（日豪ＦＴＡ）では現行税率が冷凍牛肉、冷蔵牛肉とも38・５％のところ、冷凍牛肉は関税を下げていき、18年目には約５割削減の19・５％にして、冷蔵牛肉は15年目までに23・５％まで削減するとしています。スーパーやレストランでは、オーストラリア牛肉が幅を利かせるでしょう。今後、日米ＦＴＡで米国の牛肉輸入増大の協議が整うと、日本は両国のホルモン汚染牛肉の消費国になってしまいます。

牛肉の関税が引き下げられ、外食や総菜のハンバーガー、牛丼、カレーなどが安くなったと喜ぶわけにはいかないのです。それに輸入牛肉が増えれば、国内の畜産農家は立ち行かなくなります。国産牛肉を食べて、国内の畜産農家を支えていきたいものです。

〔＊〕モニタリング検査：検査データを蓄積するために実施する検査。検疫所は輸入食品のサンプルの抜き取り検査をするが、検査結果の判明を待たずに通関・輸入される。

４ 赤身肉が増える成長促進剤

ヒトへの安全性評価ないラクトパミン

「塩酸ラクトパミン」は、牛や豚の成長促進剤として使われる飼料添加物です。赤身肉が増え、体重が増加、飼料の節減効果などの目的で使用されます。米国、カナダ、メキシコ、オーストラリアなどで使用されています。一方、ＥＵ・中国・台湾・ロシアなど世界１６０カ国で使用禁止・輸入規制をしています。

米国では、１９９９年に使用が認められました。米国食品医薬品局（ＦＤＡ）の報告書では、２００２年から11年の9年間で、ラクトパミン添加の飼料を与えられて死亡した豚の数は、約22万頭に上り、豚が興奮しやすい、身震いする、歩行困難になる、呼吸困難などの症状が出ていたと報告されています。

米国パデュー大学の実験*では、ラクトパミン添加の飼料を食べた豚は、興奮しやすいうえに血圧が高くなり、心臓の鼓動も激しくなることが確認され、急死する確率が高いと推論しています。

ラクトパミン添加の飼料を与えた豚肉を食べた人には、吐き気、めまい、無気力、手の震えなどの中毒症状が出たり、心臓病や高血圧患者への影響が大きく、長期摂取で悪性腫瘍が誘発されると指摘されています。

中国はラクトパミン添加飼料の使用を禁止し、ラクトパミン使用の米国産豚肉の輸入を制限しています。しかし、11年、上海で300人余りが豚肉を食べて中毒を起こす事件があり、ラクトパミンのコピー商品が違法に作られ、国内で広範に使用されていることが明らかになりました。ここ数年間、中国各地でラクトパミン類似の薬品を含む豚肉製品を食べたことによる死亡事故が発生しています。

12年、台湾政府がラクトパミン添加飼料で肥育された牛肉を条件付きで輸入解禁しようとしたところ、これに反対する大規模な抗議行動が起こりました。台湾吉野家は米国産牛肉を使用していたため、客足が遠のき、牛肉を使ったすべてのメニューの販売を停止しました。

13年に公表された米有力消費者団体コンシューマー・リポーツの調査は、スーパーマーケットの店頭に並ぶ豚肉製品の5分の1から「ラクトパミン」が検出され、食肉業界の生産性重視の取り組みは、食の安全や動物愛護の意識が高まっている消費者の利益とは相反していると指摘しています。15年、ロイター記事で、米国食品医薬品局によるラクトパミン認可には、人に対する安全性評価は含まれていないので、牛肉を食べる人は気を付けるように警告しました。

一方、外食業界では劣悪な環境で育てられた家畜や、化学薬剤を投与された家畜の肉の不使用をアピールする飲食店が成功を収めているそうです。

こうした消費者やマーケットの動向を受けて、米国の豚肉加工最大手のスミスフィールド・フーズは「ラクトパミン」の削減に乗り出したほか、妊娠した母豚を狭い檻に入れて管理する飼育方法を中止する方針を公表しました。

ずさんな輸入肉の検査

日本では、ラクトパミンの使用は禁止されていますが、輸入肉には残留基準値を設定していますが、モニタリング検査は統計データをとるためのサンプル検査に過ぎず、サンプル以外は検査結果が出る前に通関し、国内で自由に販売されているのです。

じつは、日本でも農水省が、２００６年から、豚の肥育にラクトパミンの使用を検討したことがありました。しかし08年、塩酸ラクトパミンを使った豚肉の輸入を阻止しようとする国際的な動きがあり、農水省の審議はストップしました。農水省は養豚生産者から使いたいという要望がないので、不要であるとの見解を示しました。

消費者は国産の食肉を購入し、政府と食品業界は健康な家畜、高品質な畜産物を供給する体制を築いてほしいものです。

ラクトパミンの有害性がわかっても、米国食品医薬品局が使用禁止しないのは、畜産業界からの圧力があるのかもしれません。ロシアはラクトパミン不使用の証明書がなければ、輸入を認めていません。日本政府も輸入肉について、当然そのような対応を取るべきです。

〔＊〕米国パデュー大学の実験：２００３年『動物科学雑誌』(Journal of Animal Science) 81号「行動と生理におけるラクトパミンの影響」と題する論文。

5 米国産牛のBSE対策、米国の要求で無検査に

２００３年、米国でＢＳＥ（いわゆる狂牛病）が発生したことを受けて、日本は米国産牛肉輸入を全面停止しました。日本への輸出量がゼロになった米国政府と畜産業界が、必死で巻き返しを図りました。05年12月、日本は「異常プリオンの蓄積がまだ検出できない20カ月齢以下の牛なら安全」とする食品安全委員会の答申によって、輸入を再開したのです。

12年には輸入量に占める米国産の割合は15％まで回復しましたが、米国は輸入禁止前の輸出量を取り戻すためにさらに輸入を迫りました。13年には30カ月齢以下の輸入解禁を日本政府に認めさせました。

同年、日本政府は国産牛の検査対象を48カ月齢以上に引き上げました。そして17年、全国の自治体が自主的に行ってきた全頭検査を廃止させたのです。

自治体の全頭検査は、国が検査を義務づける月齢を次々と緩和しているため、不安をもつ住民の意向を受けて、自治体が自主的に行ってきた検査でした。ちなみに、日本ではＢＳＥが発生した01年[*1]から11年まで、１２００万頭以上の検査が実

施されてきました。

全頭検査を廃止させることで、すべての月齢の牛を検査しているという国産牛への安心感・優位をなくしてしまったのです。

これは、全頭検査していない米国産牛肉を不利にしないためで、来るべき米国の輸入規制撤廃要求に応えるための布石でした。米国産牛肉を規制なしで輸入するために、国内規制を先行して撤廃してしまったのです。

そして、17年4月に始まった「日米経済対話」交渉で、米国は牛肉分野を名指しして譲歩を要求しました。18年11月、内閣府に設置された食品安全委員会プリオン専門調査会は、米国、カナダ、アイルランドの3カ国から輸入される牛肉について、狂牛病対策の輸入条件である30カ月齢以下を撤廃しても、ヒトへのリスクは無視できる、とBSE規制の全面撤廃を答申。これを受けて19年4月、厚労省はBSE発生国からの牛肉輸入規制を撤廃したのです。

米国のBSEに対応した日本政府の一連の経過を振り返ってみると、米国への政治的配慮のために、国内畜産業や国民の食の安全が無視されていることがわかります。

肉骨粉禁止後も狂牛病が発生

BSEは、プリオンと呼ばれるたんぱく質が異常化し、中枢神経などに蓄積、脳がスポンジ状になる牛の病気です。感染牛を食べた人は、致死性の変異型クロイツフェルト・ヤコブ病を発症します。

感染牛の死骸を原料にして肉骨粉を製造し、飼料として販売したことが感染拡大の原因でした。

そのため、肉骨粉の使用が禁止されたことで、感染例は激減しました。

しかし、世界的にはBSEは収束したわけではなく、15年は7頭が発生し、16年にはフランスで1頭、17年には米国で1頭、アイルランドで1頭、スペインで2頭の非定型BSE牛が見つかっています。近年のBSE感染牛の多くが非定型BSEで、世界では毎年、発生が確認されています。

非定型BSEは、肉骨粉の飼料使用禁止後に生まれた牛に発症し、孤発性BSEと呼ばれていますが、肉骨粉が感染拡大の原因であることは特定されていないのです。また、BSEの発生の原因はいまだ解明されていない牛でも、食肉処理検査で見つかるケースがこれまでもあり、それゆえ慎重に検査を続ける必要があるのです。

無検査の米国牛輸入増大は必至

米国でもカナダでも、BSEの症状が現れていない牛の食肉検査は実施されていません。米国では年間3000万頭以上という膨大な数の牛が食肉処理されますが、月齢の高い、高リスクの牛を対象に年間4万頭程度、サーベイランス検査*2が実施されているにすぎません。

18年9月、トランプ米大統領と安倍首相との首脳会談で、日米物品貿易協定（TAG）（実態は日米FTA）の交渉開始が合意されました。パーデュー米農務長官は「米国の農産品にとって日本は重要な顧客だ」と輸出拡大に期待する声明を発表しています。

今後、米国産牛肉の輸入が増大することは必至です。BSEのリスクだけでなく、国際的に広く禁止されている肥育ホルモン剤や、ラクトパミン添加飼料の使用が認められている米国産牛肉が、日本に押し寄せることになるでしょう。牛肉は産地表示を確認して選びたいものです。

〔＊1〕国内初のＢＳＥ発生：２００１年９月、千葉県白井市で最初の発生が確認された。

〔＊2〕サーベイランス検査：感染症の動向を監視するための調査。

❻ 家畜飼料に添加される抗生物質

２０１５年度から17年度にかけて、厚労省が行った調査によると、ＥＳＢＬという抗生物質耐性菌が、国産鶏肉から３年間の平均で69％という高頻度で検出されました（18年３月公表）。また、採卵鶏の糞からも検出されています。

抗生物質耐性菌が、身近にあることに不安を禁じ得ません。抗生物質耐性菌は食肉を経由して、あるいは耐性菌が混じったたい肥などから人体に侵入する可能性があります。人体に入った耐性菌は腸管内に保菌され、院内感染などの集団発生の原因菌になります。

数十万羽から１００万羽規模の大規模養鶏や大規模畜産では、大量・密飼いのため家畜のストレスが高まり、感染症にかかりやすくなります。感染症予防と飼料効率を上げるために、抗生物質が日常的に飼料に混ぜられて投与されています。それが抗生物質耐性菌の発生の主な原因になっているのです。

日本の家畜用抗生物質の使用量は、ヒト用の約２・５倍にもなっています（農水省、01年データ）。家畜の病気治療に抗生物質を投与する場合は、獣医師の処方が必要で、短期間の使用に限定されます。問題は飼料添加物として抗生物質が使用されることで、微量でも長期間連続使用されると、動物の腸内に耐性菌が生まれるのです。

成長促進の目的で抗生物質投与

健康な動物に抗生物質を与えていると、病気の予防に効果があるうえに、腸内細菌が減るため、細菌による栄養分の摂取を抑制し、そのぶん、家畜の栄養摂取効率が上昇し、成長促進になるとして多用されてきました。しかし、健康な人が予防的に抗生物質を飲むということはあり得ません。

畜産での抗生物質の本格的な使用は、第2次世界大戦後に米国で始まりました。米国で使われる抗生物質の約70%は、健康な家畜に与えられているといわれています。その結果、抗生物質のメチシリンに耐性をもつメチシリン耐性黄色ブドウ球菌（MRSA）などが出現し、家畜の飼育場は耐性菌の培養場になってしまったのです。MRSAは豚を通して人へ拡大し、院内感染が問題になっています。

最近は、入院歴のない人が感染するケースも多く、食品や環境に拡散しているMRSAが原因になっています。米国疾病管理予防センター（CDC）は、抗生物質耐性菌に毎年200万人が感染し、2万3000人が死亡していると報告しています。

米国の専門家委員会では、「米国の家畜生産システムは持続可能なものではなく、公衆衛生に許容できないレベルの危険性を示している」と結論づけ、動物用抗生物質の規制の動きがあったのですが、農業団体の反対で規制法案は成立しませんでした。

最後の切り札にも耐性菌が見つかる

世界保健機関（WHO）は現在、ヒトの感染症治療のために利用可能な抗生物質は、ほとんどなくなっていると警告しています。最後の切り札とされる抗生物質が、コリスチンです。コリスチンは、他の抗菌薬がまったく効かない多剤耐性緑膿菌、MRSAなどの治療薬です。コリスチンは、飼料添加物として長く使われてきましたが、15年に中国で豚や鶏からコリスチン耐性菌が見つかり、大騒ぎになりました。中国は直ちにコリスチンの飼料添加物としての使用を停止しています。

コリスチン耐性菌は、日本やその他の国でも発見されています。厚生労働省の16年調査では、鶏肉で14・5％、豚肉で2・0％、17年調査では、鶏肉で4・15％、豚肉で1・58％が、コリスチン耐性菌を保菌していたのです。

18年7月、日本はようやくコリスチンの飼料添加物としての使用を禁止しました。EUでは、治療目的以外の家畜への抗生物質利用を禁止していますが、米国や日本はいまだに禁止せず、家畜への治療目的以外の抗生物質使用が続いています。

抗生物質の使用を禁止するだけでは、問題は解決できません。ヨーロッパでは動物福祉の考え方が進展しています。ケージ飼いや鉄パイプの仕切りをやめ、自由に動き回れる環境で、動物にストレスを与えず、自然に近い飼育に戻していますが、こうした動向は、薬剤耐性菌の問題がきっかけになっています。

日本の畜産も抗生物質の飼料添加をやめ、大規模畜産を見直し、動物福祉を重視する方向への転換が迫られています。

第8章 1兆円を超えた食品添加物市場

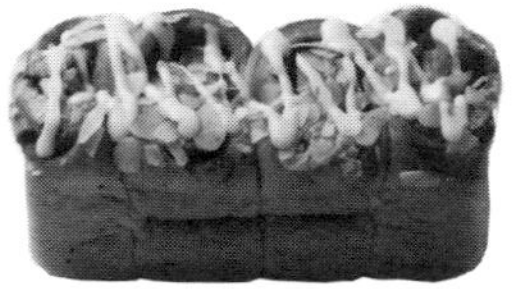

1 外圧で増え続ける食品添加物の指定

年間４kgも食品添加物を摂取

日本の食品添加物市場は、右肩上がりで成長し、いまや1兆円超えです。一般に、1日あたり約10gもの食品添加物を摂取しているといわれ、1年間で約4kg、50年で200kgにもなります。図①のように、売上高のトップが甘味料、異性化糖、水あめなどの糖化製品が多くを占め、異性化糖などは米国産の遺伝子組み換えトウモロコシを原料にしたコーンシロップから作られています。

TPP11、EUとのFTA*に加え、日米FTAと自由貿易が拡大していくと、食品添加物の摂取量がいっそう増えていくことは必至です。これまで輸出国は、輸入国の食品安全規制に適合したものを輸出するのが貿易ルールでしたが、近年の自由貿易協定では「国際的整合化（ハーモナイゼーション）」が優先されています。

輸入国の安全規制が輸出国より厳しければ、自由な貿易を毀損《きそん》する「貿易障壁」「非関税障壁」だとみなされ、輸入国は米国などの輸出国の基準やコーデックス基準を受け入れ、これに合わせていくことが要求されるのです。

図① 食品添加物の売上高の内訳（17年）

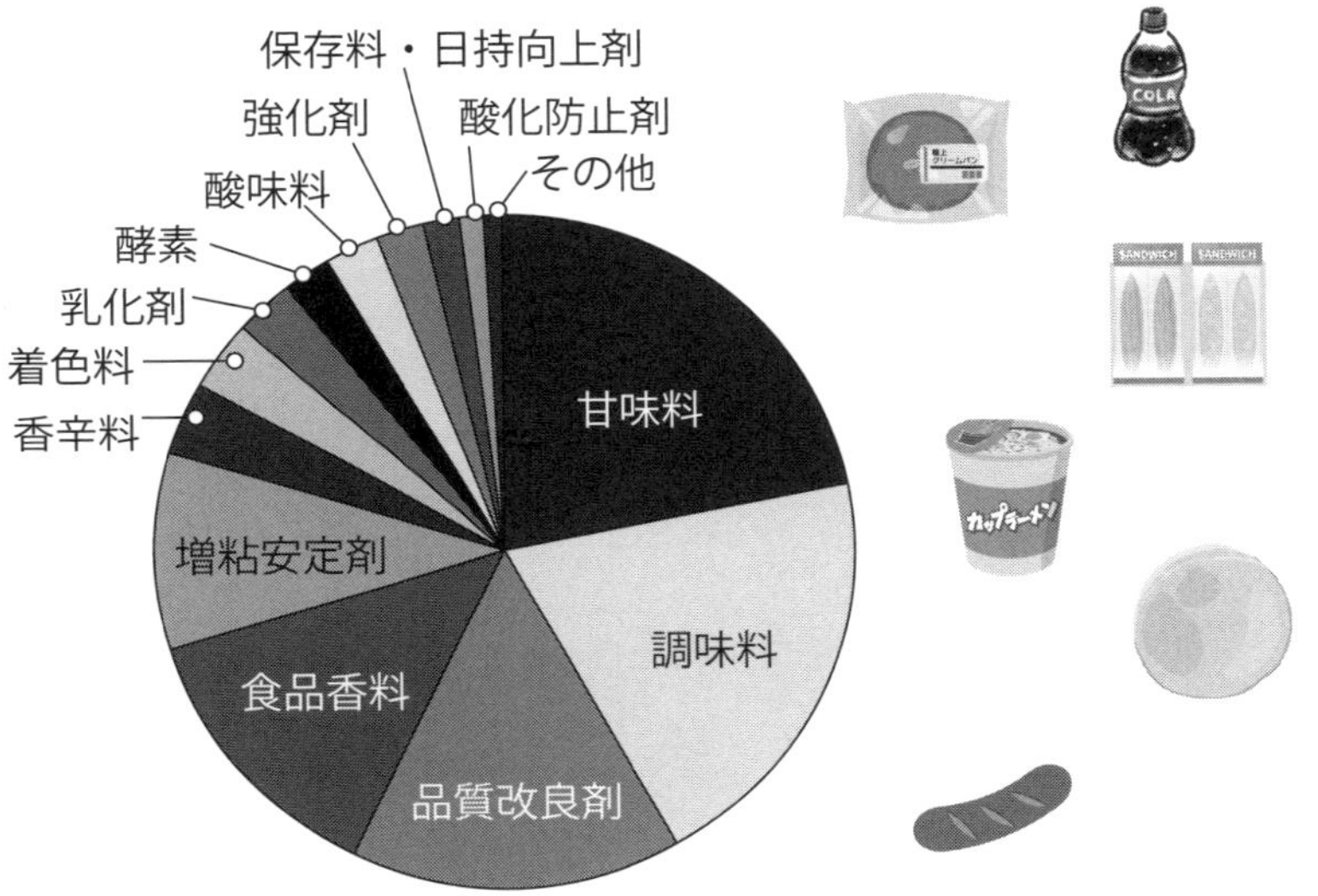

出典：「食品化学新聞」（2019年1月17日付）

自動車などを世界中に輸出する代わりに、食料を世界中から輸入する日本は、輸出国が使用する添加物を次々と認めてきました。その結果、食品添加物の指定はうなぎ登りに増えているのです。

着色料と保存料で子どもの「多動症」

ほとんどの食品添加物は体にとって異物です。できるだけ摂取しないようにするべきものです。食品添加物とは、「ものを腐らなくする、食中毒も防止できる、見栄えを良くし食欲を増進させる」ためのものとされていますが、加工食品には粗悪な原料を添加物でごまかしたものも多くあります。

腐らなくするために、保存料や酸化防止剤などがありますが、これらは細菌の細胞を殺すものですから、ヒトにも有害な影響を与えるものが多いのです。見栄えを良くするために着色料が使われますが、食品本来の色を変えてしまうことが必要なのでしょうか。

現在、化学合成の「指定添加物」は４４９品目になっています。個別の安全審査に合格して使用が認められているといわれますが、一つの加工食品には複数の添加物が使われています。それらが一緒に胃に入って胃酸にさらされ、化学反応が起きたりします。しかし、複数摂取による安全性は調べられていません。一つの加工食品には多数の添加物が使用され、それらは一度に摂取されますが、それらの複合毒性、相乗毒性、相加毒性はいっさい調べられていません。

英国で複合毒性を調べる研究が行われました。２００７年、英国食品基準庁（ＦＳＡ）が委託したサウサンプトン大学の研究で、合成着色料と広く使われている保存料の安息香酸が子どもの「多動症」と関連しているという結果が報告されました。08年、英国食品基準庁は、食品業界に対して6つの合成着色料の使用を自主的に中止するよう促し、ＥＵに対しては段階的に廃止することを勧告しました。これを受けて10年、ＥＵはこれらの着色料を含むすべての食品・飲料に「この色素は子どもの行動と注意力に影響を与える恐れがある」という警告表示を義務づける指示を出しました。

問題になった6つの合成着色料のうち、日本で使用が認められているのは黄色4号、黄色5号、赤色１０２号、赤色40号です。子どもが好きなひと口ゼリーやグミキャンディー、果汁入り飲料などに複数の合成着色料が使われています。

表① 食品添加物の「用途名」表示

用途名		用途目的	表示例
1	甘味料	甘味料、人工甘味料または合成甘味料	甘味料（ステビア） 甘味料（アスパルテーム - L - フェニルアラニン化合物）
2	着色料	着色料または合成着色料	着色料（赤２） 着色料（赤 102）
3	保存料	保存料または合成保存料	保存料（安息香酸） 保存料（ソルビン酸）
4	増粘剤 安定剤 ゲル化剤 糊料	主として ・増粘目的で使用される場合：増粘剤または糊料 ・安定の目的で使用される場合：安定剤または糊料 ・ゲル化の目的で使用される場合：ゲル化剤または糊料	増粘剤（アラビアガム） 安定剤（ＣＭＣ） ゲル化剤（ペクチン） 糊料（加工デンプン）
5	酸化防止剤	酸化防止剤	酸化防止剤（エリソルビン酸） 酸化防止剤（ＢＨＴ）
6	発色剤	発色剤	発色剤（亜硝酸ナトリウム）
7	漂白剤	漂白剤	漂白剤（二酸化硫黄）
8	防かび剤 防ばい剤	防かび剤または防ばい剤	防かび剤（イマザリル） 防ばい剤（ＴＢＺ）

厚労省　食品添加物の表示について　https://www.mhlw.go.jp/shingi/2005/03/s0323-3e.html

黄色4号、黄色5号はアレルギー性が確認されていますが、たくあん、福神漬け、清涼飲料水、佃煮、和菓子などに使用されています。同じくアレルギー性が確認されている赤色2号（かき氷シロップなど）、青色1号（かき氷のブルーハワイ、清涼飲料水やお菓子）もいまだ使用されていますが、これらアレルギー性のある着色料は、直ちに禁止すべきです。

加工食品の包装容器や袋に印刷されている一括表示欄には、使用されている原材料と食品添加物が記載されています。買い物をするとき、この表示を必ず見ることを習慣にしてください。原材料の後に、使用した添加物の「物質名」が重量の割合の高いものから順に表示されています。

添加物のなかには、「用途名」とその「物質名」を併記しなければならない添加物があります（表①）。用途名には保存料や甘味料など8つあり、消費者が選択するのに役立つ（注意する必要がある）情報として、添加物とその用途名を併せて表示することが義務づけられています。ですから、用途名が併記されている添加物は、要注意の添加物と考えてください。

〔＊〕FTA：自由貿易協定。Free Trade Agreement の略。2カ国以上の国・地域が関税、輸入割当など貿易制限的な措置を撤廃・削減するための協定。締結国間の自由貿易などを目的とする。

❷ 人工甘味料は「人工の化学物質」

食品添加物のなかで、もっとも多くを占めているのが人工甘味料です。アスパルテーム、サッカリンナトリウム、スクラロース、アセスルファムカリウム、キシリトールなどがあります。

アスパルテームの甘味度は、砂糖の約２００倍、サッカリンナトリウムは５００倍です。人工甘味料は、砂糖と同じ甘味をごく少量で出すことができ、コストが安いので、砂糖の代わりに広く加工食品（清涼飲料水、乳飲料、菓子類、漬物、氷菓、ガム、たれ、ジャム、ドレッシングなど）に使用されてきました。またカロリーオフをうたい、ダイエット甘味料としても使用されるようになりました。

砂糖はサトウキビやテンサイ（ビート）を搾った自然物ですが、人工甘味料は合成化学物質だということを認識する必要があります。

アスパルテームは、世界で2番目に多く使われている人工甘味料で、米国の製薬会社サール社が開発し、味の素ゼネラルフーズが工業生産技術を確立しました。日本では１９８３年に認可されましたが、現在、ヒトの体重１kg当たりの１日摂取許容量は、米国で50mg、ＥＵと日本は40mgに設定されています。その安全性については、常に議論がされてきました。アスパルテームでもっとも問題なのは、フェニルケトン尿症＊の患者が摂取すると、脳に障害が起きる可能性があることです。

しかし、〝人の健康を損なう恐れのない〟ことが食品や物質の使用が認められる前提（食品衛生法第10条）なのですから、これは法令違反に当たるのではないでしょうか。

アスパルテームに発がん性の報告

メーカーによって行われたアスパルテームの研究では、どれも発がん性には否定的です。ところが２００５年、イタリアのがん研究センター(Ramazzini Foundation)は、ヒトの許容レベル以下でネズミにがんを引き起こすというショッキングな研究結果を発表しています。

この研究報告では、アスパルテームがヒトの１日摂取許容量より少ない体重１kg当たり20mg未満で、発がん性物質であるとされたのです。

ラットではリンパ腫、白血病、腫瘍を含むきわめて悪性のがんの広範囲な所見を示し、アスパルテームの代謝物の発がん関連を推測しています。同センターの研究者は、アスパルテームの「緊急再評価」を要請しました。

また、14年の日本アレルギー学会では、アスパルテームの投与によって、マウスのアレルギー性気道炎症の発症が認められるという発表がされています。

ビタミン剤やせき止めドロップ、シロップのような医薬品に、アスパルテームが使用されていることも気にかかります。

ダイエットを売りにしたアスパルテーム入りの

ダイエット甘味料や清涼飲料水が販売されていますが、ダイエットは健康のためにするのですから、健康を守るためにはできるだけ添加物を使用していない食品を選びたいものです。

人工甘味料の摂りすぎは禁物

かつて、サッカリンナトリウムはその発がん性で問題になりました。米国の実験でラットに子宮がんや膀胱がんが認められたのです。その後、実験で使われたサッカリンナトリウムに不純物が含まれていることがわかり、これが、がんを引き起こしたという見方が、優勢になりました。

1973年4月、当時の厚生省は、発がん性を理由にサッカリンナトリウムの使用を禁止しましたが、同年12月に禁止を解除し、いまでも使用が認められています。多くの実験の結果、サッカリンナトリウムが膀胱がんの促進物質（プロモーター）として作用することが示唆されています。

人工甘味料は、清涼飲料水に多く使用されていますが、自販機では容器の裏の原料表示は見えないので、表示が見えるようにすべきでしょう。

人工甘味料は、不純物や体内での分解物の作用などもはっきりわからない場合が多いのです。

ちなみに、自然食品である砂糖も摂り過ぎは禁物です。砂糖には麻薬のように習慣性があります。ひいては肥満や糖尿病だけでなく、うつ病や骨粗しょう症の原因になります。人工甘味料はもとより、砂糖もできるだけ控えましょう。

［*］フェニルケトン尿症：フェニルアラニンの代謝をうまく行うことができない先天性疾患。

❸ 果糖ブドウ糖液糖は肥満と老化を促進

果糖ブドウ糖液糖は、砂糖よりも価格が安いため、たくさんの食品に甘味料として使われています。低温下で甘味度を増すので炭酸飲料やスポーツドリンク、乳酸菌飲料、冷菓などに多く使われています。ほかにノンアルコールビール、缶詰、パン、みりん風調味料、焼肉のたれなどにも使われ、ガムシロップとして市販もされています。

果糖ブドウ糖液糖の原料は、トウモロコシのでんぷん（コーンスターチ）です。その生成方法は、トウモロコシのでんぷんを化学的に分解してブドウ糖の液にし、そのブドウ糖液糖を酵素またはアルカリと反応させ、ブドウ糖より甘味の強い果糖に変換（異性化）します。そのため異性化糖と呼ばれます。自然甘味料とされていますが、化学的に変換されており、人工甘味料に近いと思います。

血糖値が急上昇し満腹感得られず

異性化糖は日本農林規格（JAS）で、以下のように分類されています。

●ブドウ糖果糖液糖（果糖の割合が50％未満のもの）

●果糖ブドウ糖液糖（果糖の割合が50％以上

90％未満のもの）

●高果糖液糖（果糖の割合が90％以上のもの）

●砂糖混合異性化液糖（上記液糖に10％以上の砂糖を加えたもの）

異性化糖は、摂取しても消化に時間がかからないため、急速に血糖値が上昇します。これは糖尿病の方や血糖値が高めの方には危険です。通常、摂取した糖質はブドウ糖に分解され、小腸から吸収され、グリコーゲンとして肝臓に蓄えられます。必要に応じて血液中に送り出されるので、穏やかに血糖値を上げます。このことで満腹感を得ることができるのです。

しかし、はじめからブドウ糖と果糖が分離している異性化糖の場合、体内で分解されることなく血液中に送り出されるので、血糖値が急上昇するのです。そして消化、分解の過程を必要としないぶん、速いスピードで血中に送り出されるため、制御がされにくく摂り過ぎて肥満につながりやすいのです。とくに飲料は、大量の果糖を一気に摂取する心配があります。

高血糖の状態が続くと、過剰な糖は組織中のたんぱく質や脂肪と結合して終末糖化産物（ＡＧＥｓ）という物質になって、組織に沈着します。老化物質として近年着目されるこのＡＧＥｓは、血管をはじめ、肌の老化、目や内臓などの臓器、神経まで体をむしばみ、動脈硬化や白内障、腎臓病や神経障害、これらの影響による脳梗塞や心筋梗塞の原因になるともいわれています。

砂糖の摂り過ぎだけでなく、果糖の多い液糖のほうが、ＡＧＥｓを作るリスクを10倍も高めるといわれています。異性化糖は肥満と老化を促進させるので、異性化糖入りの飲みものや加工食品の摂り過ぎには注意が必要です。

なお、異性化糖は、遺伝子組み換えトウモロコシを原料にしていますが、日本では成分が分解しているということで、表示義務はありません。

異性果糖の消費量7割占める米国

異性化糖は、米国では1970年代に急速に普及し、いまでは糖類の需要の半分近くを占め、世界の生産量、消費量の7割を占めています。直接、または清涼飲料水の形で輸出していますが、これはキューバ革命によってキューバからの砂糖の輸入が途絶え、砂糖の価格が高騰したことや、コーラなど清涼飲料水が消費されて、液糖を使う素地があったことが背景にあります。普及に伴い、肥満の原因としてやり玉に挙げられることが多くなり、大きな論争の種となっています。

世界的にも、肥満やⅡ型糖尿病が増加した原因の1つとして、果糖の多い高果糖液糖が疑われ、使用を制限する運動が広がっています。世界保健機関（WHO）は、糖分入り飲料の課税を各国に呼びかけ、欧米で検討がされています。

なお､果物や野菜などに含まれる自然な果糖は、食物繊維などの作用でゆっくり吸収されます。さらに、果物や野菜にはビタミンやミネラルなどの栄養素も豊富に含まれていますので、私たちの健康にメリットがあります。

4 ソルビン酸との複合摂取で発がん物質生成も

ピンク色にする発色剤は要注意

「保存料」は、食品を日持ちさせる用途で添加されます。さまざまな保存料が使われていますが、なかでもソルビン酸類（ソルビン酸、ソルビン酸カリウム、ソルビン酸カルシウム）が多用されています。ソルビン酸は水には溶けない性質で、水に溶けるように化合したのがソルビン酸カルシウムです。ソルビン酸カリウムは熱安定性が悪いため、新たにソルビン酸カルシウムが使用されるようになりました。

ソルビン酸類は安全性に問題があります。カビ、酵母、細菌と幅広い微生物を殺菌する効果があるため、かまぼこなど魚肉練り製品、油で処理した菓子、ハムやソーセージなどの食肉加工品、漬物、くん製品、佃煮、煮豆、ケチャップ、ジャム、マーガリン、スープ、ワインや果実酒、乳酸菌飲料など、さまざまな加工食品、コンビニやスーパーの総菜や弁当、駅弁には、ほとんどといってよいほど添加されています。

ソルビン酸類には、遺伝子を傷つける毒性（変異原性）があることがわかっています。変異原性はがんの発生と密接な関係があります。ソルビン酸単体の毒性のみならず、ほかの食品添加物との複合摂取による影響、とりわけ発色剤の亜硝酸塩と同時に摂取すると化学反応を起こし、強力な発がん物質「ニトロソアミン」を生成します。ハムやベーコン、ソーセージなどの加工品には、ほぼこの2つが含まれているため、注意が必要です。

ソルビン酸のように多くの食品に使われている添加物は、複合摂取の可能性が高いので、まずソルビン酸が使用されているかどうかを見て、食品を選ぶのがお勧めです。

生活協同組合をはじめ一部の食品メーカーは、発色剤や保存料不使用のハムやベーコン、ソーセージを販売しています。発色剤が入っていない(〝無塩せき〟と表示)ために、ピンク色ではなく、地味な肌色をしていますが、食品は見栄えよりも安全性を最優先にして選びたいものです。

個々の添加物には、使用基準が定められており、食品メーカーもこれに従って製造を管理していますので、通常であれば摂取した後すぐ人体への影響が出るということはありません。ただし、食品添加物を長期的に食べ続けることで、将来的に毒性が現れる危険性は、否定できません。

一部の食品メーカーでは「保存料の使用をできる限り控えたい」として、保存料無添加の食品開発を進めています。日持ちがしないことは悪いことではなく、質の良い食品の証しといえます。日持ちよりも保存料無添加に価値を置いて、食品を選ぶ人たちが増えていけば、より安全で品質の良い食品が市場に広がっていくことでしょう。

5 合成香料の6種に発がん性、使用禁止へ

香り成分を合成で作り出す

合成香料はガム、菓子パン、清涼飲料水、コーヒー飲料、スナック菓子、キャンディー、チョコレート、ゼリーなど加工食品のほとんどに添加されています。なかでもチューインガムには、菓子類の10倍ほどの合成香料が使われていて、〝お口さわやかミントの香り〟の正体は、合成香料なのです。

レトルト食品、電子レンジ食品、ダイエット食品にもさまざまな合成香料が使われています。調理食品は、生産工程や流通過程で香りが損なわれてしまいますが、それを補正するのが香料の役目なのです。

２０１８年10月、米国食品医薬品局（ＦＤＡ）は、アイスクリームやキャンディーなどに合成香料として幅広く使用されている6種類の物質について、動物実験でがんを引き起こすデータが示されたため、使用を禁止すると発表しました。ミントやかんきつ類、シナモンの香りを付けるために使われているベンゾフェノン、アクリル酸エチル、オイゲノールメチルエーテル、ミルセン、プレゴ

ン、ピリジンです。

使用規格を守って使用されるなら問題ない、としてきたFDAに対し、15年、米国公益科学センターなど複数の団体が使用禁止を求める要請書を提出しました。要請書にはラットの実験データが添付されていて、このデータに基づき、米国食品医薬品局はこの決定を下したのです。

提出された実験データによると、ベンゾフェノンの摂取量と白血病、組織球肉腫、腎臓や肝臓の障害の発生率の上昇に関連性がみられました。米国食品医薬品局は、この実験データに基づいて、プラスチック製の包装材に紫外線吸収剤としてベンゾフェノンを使用することも禁止しました。

シリアルやパン、焼き菓子、冷凍乳製品などに使用されているベンゾフェノン、ミントやチューインガムに使用されているプレゴンは、2年以内に代替添加物を見つけることを食品メーカーに指示しました。その間は天然のミントやシナモン、かんきつ類を使用することが推奨されています。日本でもピリジン以外の5物質が認可されています。

食品香料のほとんどは合成香料ですが、これは食品が本来もっている香りの成分を化学的な方法を用いて製造したもので、500種類以上の合成香料があります。合成香料の原料物質も多様で、日本では、3000種類以上の化学物質の使用が認められています。

原油から抽出したエチレンやアセチレン、精油を分離させて抽出するテルペン化合物、油脂から抽出できる脂肪酸などが一般的で、これらの物質を多数混ぜ合わせ、化学反応を起こすことによって、合成香料が製造されています。

合成香料の安全性評価は個別物質ではなく、共通の化学構造をもっている類ごとに大きくまとめて評価し、指定されています。

合成香料の食品表示は、使われた化学物質名すべてを表示することはできないとして、一括表示で「香料」と表示されるだけです。ですから表示からは、どんな物質が使われているかを知ることができません。使用される香料の量はごく少量だから問題ないとされていますが、毎日たくさんの加工食品から取り続けた場合の危険性は、わかっていません。厚労省は米国食品医薬品局の決定にならって、香料物質の個別の安全性の検証をするべきです。

先日、駅売店で見つけた「カフェ・オ・レ」は「安定剤、香料不使用、牛乳75％使用」と表示され、原材料は「牛乳・砂糖・コーヒー」だけでした。おいしい飲料で、香料でごまかさない、素材のよいものを提供したいという企業のポリシーを感じました。

❻ 魔法の食品添加物「リン酸塩」にご用心

リン酸塩は、食品産業にとって「魔法の食品添加物」といわれる添加物です。その万能の働きから、ほとんどの加工食品にリン酸塩が添加されています。

たとえば、

▽ジュース、清涼飲料：変色変質・にごり防止、酸味料として

▽炭酸飲料：炭酸ガスの安定化、合成ビタミンCの分解防止

▽佃煮：艶の向上、変色変質防止、ｐＨ調整、保水性向上

▽うどん、中華めん：軟らかさ、弾力性、風味、色合いを出す「かんすい」として

▽あん：保存延長、照りの向上、色素安定、ｐＨ調整

▽漬物：あく抜き、艶出し、低塩漬物の変色変質防止、ｐＨ調整

▽ソフトクリーム：固さの調整、気泡の保持

▽コーヒー：抽出液量の増加（コーヒーお代わり自由の店はどうして採算がとれるのか？　リン酸塩を使うと、その抽出作用でコーヒーが何倍も作り出せる。その代わりコーヒーの苦味と

香りがなくなるので、コーヒー香料にコーヒー苦味料をミックスした添加物を加えている）
▽魚肉すり身、ソーセージ、ハムなどの畜肉製品：結着、変色変質防止、弾力性、保水性向上（かまぼこ、ちくわ、さつま揚げ、魚肉ソーセージなど練り製品の多くは、リン酸塩入りの輸入冷凍魚肉すり身を使用）

一括表示に姿を隠しているリン酸塩

肉製品の結着剤としてリン酸塩を使用した場合は、原材料表示にリン酸塩の使用を明記しなければなりません。しかし、多くの食品は使用されていても表示なしです。それは「一括表示」の中に隠されているからです。

リン酸塩が入っている可能性がある一括表示は、「pH調整剤」「酸味料」「イーストフード」「乳化剤」「かんすい」「膨張剤」があります。

一括表示は、いくつもの添加物が隠されているので、企業のためにブラックボックスを作って、消費者の知る権利を損ねるものです。

またリン酸塩には、使用基準がなく、いくらでも使えるのです。加工食品やスーパーの総菜、コンビニの弁当、唐揚げ、サラダ、総菜パンなどを食べる機会が多くなっています。これらの食品に使用されるリン酸塩によって、体はミネラル不足になります。リン酸塩は体内に入るとミネラルと結合し、結合体は吸収されず、ミネラルとともに排出されるからです。

たとえば、次のような事態が起こってきます。

●カルシウム不足

カルシウムとリンの体内の最適バランスはだいたい「1対1」の比率です。リンが過剰になると、バランスをとるため骨からカルシウムが溶け出し、リンはカルシウムと結合して体外に排出されます。その結果、カルシウム不足になり、免疫力の低下を招きます。精神安定に必要なカルシウム不足で精神不安定となり、イライラ、怒りっぽくなります。子どもの発育阻害、また骨からカルシウムが抜けてしまうため、骨粗しょう症になります。

●亜鉛不足

亜鉛は、細胞の新陳代謝に欠かせないミネラルです。リンが亜鉛と結合して体外に排出されると、亜鉛不足になります。舌にある味覚を伝達する「味蕾《みらい》細胞」は、速い周期で新陳代謝を繰り返しています。この新陳代謝には亜鉛が必要不可欠です。亜鉛が不足すると、味蕾の新陳代謝が滞るため、味覚異常になってしまうのです。成長障害、貧血、皮膚炎、性機能の低下も起こります。

●他のミネラルの不足

複数のミネラルが神経伝達物質の合成に関与し、ミネラル不足はうつ病の原因にもなります。

練り物などの専門店のなかにはリン酸塩や合成添加物不使用、素材の良さをアピールして販売するところもあります。ヨーロッパでは、リン酸塩に対する規制が強化され、２０１７年には、欧州議会がファーストフードで人気のケバブ（中東周辺国の串焼き肉料理）用冷凍牛肉のリン酸塩使用禁止について、投票を行いました。その結果、禁止は免れましたが、わずか3票差でした。

日本では最近、大手コンビニや食品メーカーがリン酸塩不使用の食品を販売するようになりました。この動きを広げてほしいものです。

第9章 健康被害のリスクを高める輸入食品

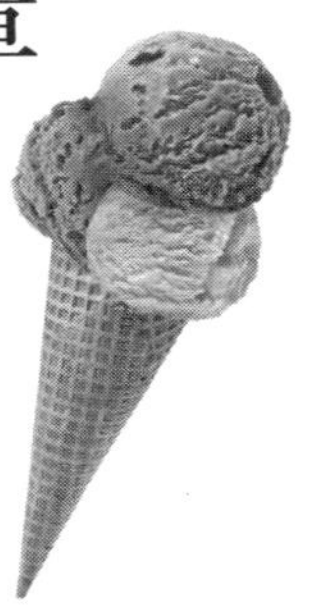

1 アフラトキシン汚染、命を奪うカビ毒が食卓に

発がん性評価で最高ランクの毒

農産物の輸入でもっとも危惧されるのはカビ汚染です。カビが作り出すカビ毒は、ヒトや動物の肝臓、腎臓、胃腸などに障害を与え、がんを引き起こしたり、死亡させることもあります。カビ毒の食品汚染は世界的に大きな課題となっています。

天然物のなかで最強の発がん性物質の1つとされるのが、「アフラトキシン」という物質です。アフラトキシンは、アスペルギルスフラバスなどのカビが生み出す10種類以上の同族体があるカビ毒で、そのなかでもアフラトキシンB_1がもっとも毒性が強く、食品からの検出量ももっとも多いものです。

1960年に、英国で1カ月の間に10万羽以上の七面鳥が肝臓障害で死亡した事件が発生しましたが、その原因物質がアフラトキシンでした。これが飼料に使用されていたブラジル産のピーナツミールから検出されたのです。

1kg当たり15マイクログラム[*1]というごく微量のアフラトキシンB_1を含んだ飼料で飼育された

ラットは、すべて肝臓がんになりました。世界保健機関（ＷＨＯ）による発がん性評価で、ヒトおよび動物に対して最高ランクに位置づけられています。

アフラトキシンは熱に強く、調理加工しても分解されず、ほとんどそのまま食品中に残存します。アフラトキシンが作られる最適条件は、温度30度前後、湿度95％以上であるため、高温多湿の熱帯や亜熱帯地方がもっとも適しています。ケニアで２００４年、高濃度のアフラトキシンに汚染されたトウモロコシを食べたことにより、１２０人が急性肝炎などを発症して死亡しました。

アフラトキシンを生み出すカビは、日本にはほとんど存在していませんので、国内では食品にアフラトキシン汚染が起こる可能性は低いと考えられています。汚染が心配されるのは、輸入される穀類（トウモロコシ、コメ、麦類）、ナッツ類、香辛料、豆類、飼料用のトウモロコシおよびトウモロコシ副産物、油かす類などです。

汚染米が使われた事件も

アフラトキシンの米国の食品基準は、日本の2倍、ＥＵの5倍、飼料は日本の15倍に設定されています（表①）。米国のアフラトキシンの基準値は桁外れに高く、厚労省の調査によれば、輸入穀物のアフラトキシン汚染は、米国産トウモロコシからの検出がトップになっています。

２００８年、ミニマム・アクセス*2の輸入食用米からアフラトキシン汚染が見つかりました。農林水産省が用途を食用外（工業用）に限定して、業者に払い下げましたが、それが食用に不正転売されるという事件が起きました。米国、中国、ベ

表① 日本、米国、EUのアフラトキシン（AF）規制値比較

単位はマイクログラム／kg

食品	日本	総 AF10
	米国	総 AF20
	EU	総 AF4.0
		乳児および小児向け穀類加工品およびベビーフード　AFB_1 0.10
飼料	日本	総 AF20
	米国	肥育用トウモロコシおよび落花生製品：総 AF300
		ブタの肥育用のトウモロコシおよび落花生製品：総 AF200
	EU	総 AF20
		乳用のウシ、ヒツジ、ヤギ用および幼畜用配合飼料：総 AF5

AERA2016.7.25から

トナムからの輸入米でしたが、これらのコメは酒や米菓、和菓子に加工されたり、コンビニや老人施設の赤飯、おにぎり、ちまきなどになり、外食のご飯、果ては学校給食の卵焼きのつなぎにまで広く全国で使われたのです。

輸入米には、アフラトキシン汚染のリスクが付いて回ります。輸入米は家畜飼料としても使われています。ＥＵは乳用の家畜飼料には、一段と厳しいアフラトキシンの基準を設定していますが、日本も見習ってほしいものです。なにより、家畜飼料の自給率を高めなければなりません。

〔＊1〕マイクログラム：100万分の1g。

〔＊2〕ミニマムアクセス：最低輸入機会の意味。高関税による事実上の輸入禁止措置を撤廃する目的で作られた輸入制度。決められた数量について無税の輸入枠を設定して輸入される。1995年からミニマム・アクセス米が輸入された。

2 植物油とトランス脂肪酸のリスク

大手精油会社が販売するサラダ油などの植物油は、原料の大豆は主に米国から、ナタネ*1はカナダから輸入されています。大豆もナタネも、生産国では90％以上が遺伝子組み換え種子になっています。ちなみに、オリーブやゴマ、ベニバナ、米ぬかで作られる油の原料は、遺伝子組み換えではありません。

通常の大量製造では抽出法といって、大豆やナタネなどの原料を有機溶剤（ノルマルヘキサン）にさらすことで、油分を完全に抽出し、カセイソーダやクエン酸、シュウ酸、リン酸、活性白土などを使って不純物を取り除いて製油にします。高度に精製されるので、原料作物のもつ味や香りは消え、無味無臭になります。抗酸化物質も取り除かれてしまうため、開封後の酸化が激しく、揚げ油として使う場合、有害な過酸化脂質が副次的に生成されます。そのため数回の使用で廃棄するようメーカーは勧めています。

ごく一部に、昔ながらの圧搾法でナタネやゴマを搾った油が製造販売されています。圧搾法はその名のとおり、原材料に圧力をかけて油分を搾り出す方法です。搾油された油は色・味があり、抗酸化物質が豊富にあるので、揚げ油での使用も酸化しにくく、長く使えます。

心疾患リスク増、認知機能も低下

植物油は液体ですが、これに水素を添加して半固形または固形にしたものが、マーガリンやショートニング、ファットスプレッドです。この製造過程で生成されるのがトランス脂肪酸です。

トランス脂肪酸は、マーガリンやショートニング、ファットスプレッドに含まれ、これらを使用したパンやケーキ、ドーナツ、クッキー、ビスケット、スナック菓子類、フライドポテトやチキンナゲット[*2]、植物性のホイップクリーム（安価なケーキなどに使われている）、電子レンジ調理のポップコーンなどに含まれています。

トランス脂肪酸は牛、羊など反すう動物の肉や乳脂肪にわずかな量が存在しますが、工業的に作られたトランス脂肪酸は、心疾患のリスクを高める、アレルギー反応を起こすなど、健康被害を起こすことが指摘されています。２００３年、世界保健機関（ＷＨＯ）／国連食糧農業機関（ＦＡＯ）のリポートでは、トランス脂肪酸と心臓疾患のリスク増加との強い関連が報告され、摂取量は全カロリーの１％未満にするよう勧告しています。

トランス脂肪酸の主なリスクは、虚血性心疾患（冠動脈の閉塞、狭心症、心筋梗塞）の発症と認知機能の低下とされ、摂取量が多いと不妊症のリスクが高まる可能性が指摘されています。

食べた食品の種類と量によって、母乳中にトランス脂肪酸が蓄積し、その濃度の傾向は、その乳児の血中にもみられるというカナダの研究もあります。また、トランス脂肪酸は攻撃性を減少させる作用があるオメガ3脂肪酸の生成を抑制するため、その摂取量が多いほど攻撃性が増加するという報告もあります。

トランス脂肪酸を規制する国々

●米国政府は加工食品にトランス脂肪酸使用の表示を義務づけ、18年6月からは使用禁止。
●カナダは、表示を義務化。18年9月から、トランス脂肪酸を含む食品の製造・輸入販売を禁止。
●オーストリアは、工業的に作られたトランス脂肪酸が100g当たり2g以上含む油脂の国内流通を禁止。
●中国や韓国は、表示を義務化。
日本政府は、WHO勧告の量より平均摂取量が少ないからと、何の規制も行っていません。しかし、摂取量が多く健康リスクにさらされている人々もいます。食品からトランス脂肪酸を排除する政策の導入が必要です。米国企業が使用禁止に対応できているように、低減技術や代替品があるのですから。

〔＊1〕ナタネ：英語でキャノーラ（カノーラ）。キャノーラ油は、カナダで開発された有害物質のエルカ酸（エルシン酸）を含まないナタネ油のこと。
〔＊2〕ナゲット：ファストフード店などの揚げ物用油にショートニングが使われるのは、カラッとした食感が得られ、長持ちするため。

3 成型肉は加熱不足で食中毒の危険も

外食産業などでコストダウンのために、牛肉を加工した成型肉が使われています。成型肉には、「結着肉」と「霜降り加工肉」があります。

「結着肉」は、骨の周りから削り取った端肉や内臓肉を軟化剤で軟らかくし、さらに結着剤で固めて形を作った肉のことです。サイコロステーキの多くは結着肉で、ミンチにした牛ハラミや牛脂などを混ぜ合わせ、結着剤で固めてサイコロ状に成型した肉が使われます。ブロック肉同士をステーキ型など均一の型にするために、結着することもあります。軟化剤や結着剤には、主に牛乳由来のカゼインナトリウム、カラギーナン、アルギン酸塩、アルカリ製剤、リン酸塩などの添加物が使用されています。

「霜降り加工肉」は、インジェクション（注射）加工肉とも呼ばれます。牛脂に、水、水あめ、コラーゲン、植物性たん白、PH調整剤、酸化防止剤、増粘多糖類等を混ぜ合わせた液を入れた100本ほどの注射針が突き出た機械を肉の上から押し当て、牛肉（や馬肉）に注入します。それを冷やし固めてカットします。硬い赤身肉がさしが入った軟らかい霜降り肉になります。米国産やオーストラリア産などの輸入牛肉が、日本でインジェクション加工されるケースが多く、見た目では和牛霜降り肉と区別できません。味も国産牛脂を入れているため、甘味と風味があります。客が判別できないのをよいことに、格式のあるホテルや名店といわれるレストランが、成型肉をステーキとして提供していたことが相次いで発覚した事件がありました。

食中毒菌が内部に入り込む危険性

成型肉は価格が安く、しかも本物のステーキとほとんど変わらない味ですが、それを食べることで成型肉に使用される結着剤や、注入液に含まれる食品添加物を摂取してしまうことは知っていてほしいことです。

また、成型肉は針や刃などで切り込みを入れるため、外側の菌が肉の内部まで入ってしまうことがあり、しばしば食中毒の原因食品になります。２００９年にステーキ・レストランチェーンで、成型肉を使用した「角切りステーキ」の加熱不足から、Ｏ１５７による食中毒が発生しています。成型肉は「75度で1分間の加熱」が飲食店には指導されています。

サーロインやヒレなど筋肉部分から切り出された1枚物のステーキは、肉の外側に菌が付着しても肉の内部には菌がいません。肉の表面にＯ１５７などの食中毒菌がいたとしても、表面を焼けば菌は死滅します。ステーキ肉がレアで食べられるのはこのためです。

旅館などで、1人用のコンロで自分で焼くサイコロステーキやカットステーキが出されることがありますが、成型肉であることを知らされないまま、中まで火を通さずに食べてしまい、食中毒になるケースがあります。また、乳や卵などにアレルギーがある人は、成型肉を食べるのは避けたほうがよいでしょう。成型肉を固める結着剤として、乳成分や卵が使われることがあるからです。

加熱不足による食中毒や情報提供不足によるアレルギー発生のリスクが高まることは、看過できない問題です。

成型肉を使う店には、メニューに「やわらか加工」「霜降り加工」「インジェクション加工肉使用」などと書くよう指導がされ、スーパーなどでの販売では、「成型肉」と表示することやアレルギー物質の表示が義務づけされています。

ステーキ店とは違い、焼き肉店の表示については、国の指針が曖昧なままで、店によっては成型肉を使っていても、メニューに表示していない店もあるようです。店員に成型肉かどうか確認するようにしてください。店側も顧客に成型肉であることを告知したうえで選択してもらうことが、食中毒事故を予防するためには不可欠です。提供するさいは、メニューにはっきりと「成型肉」表示することを義務化すべきでしょう。そして、中まで必ず火を通すことを告知する義務づけが必要です。

4 本来牛乳は成分を加えても抜いてもダメ

以前、パックの「牛乳」を買って、家で表示をよく見たら、いつもの「成分無調整」ではなく「無」がない「成分調整牛乳」だったという経験があります。一瞬印刷ミスかと思ってしまいました。なぜなら「牛乳」とは乳等省令（「乳及び乳製品の成分規格等に関する省令」）で搾った牛乳を加熱殺菌しただけで、何かを加えたり、抜いたりしてはいけないとされていたからです。

牛乳と誤認する「成分調整牛乳」

調べてみると、2003年に乳等省令の改正で、成分調整牛乳が新設されていました。成分調整牛乳とは、「生乳から水分、脂肪分、ミネラルなど、乳成分の一部を取り除いて、成分を調整した牛乳」と説明されていました。

牛乳は、水分（約90％）と乳固形分で構成されています（図①）。乳固形分は、乳脂肪分と無脂乳固形分です。無脂乳固形分はたんぱく質（カゼインとホエイ）、乳糖、ミネラル（カルシウム、鉄分、カリウムなど）です。成分を抜いたものを牛乳の名で認めるとは、品質を守るべき規制の後退ではないかと思います。

図① 牛乳の成分

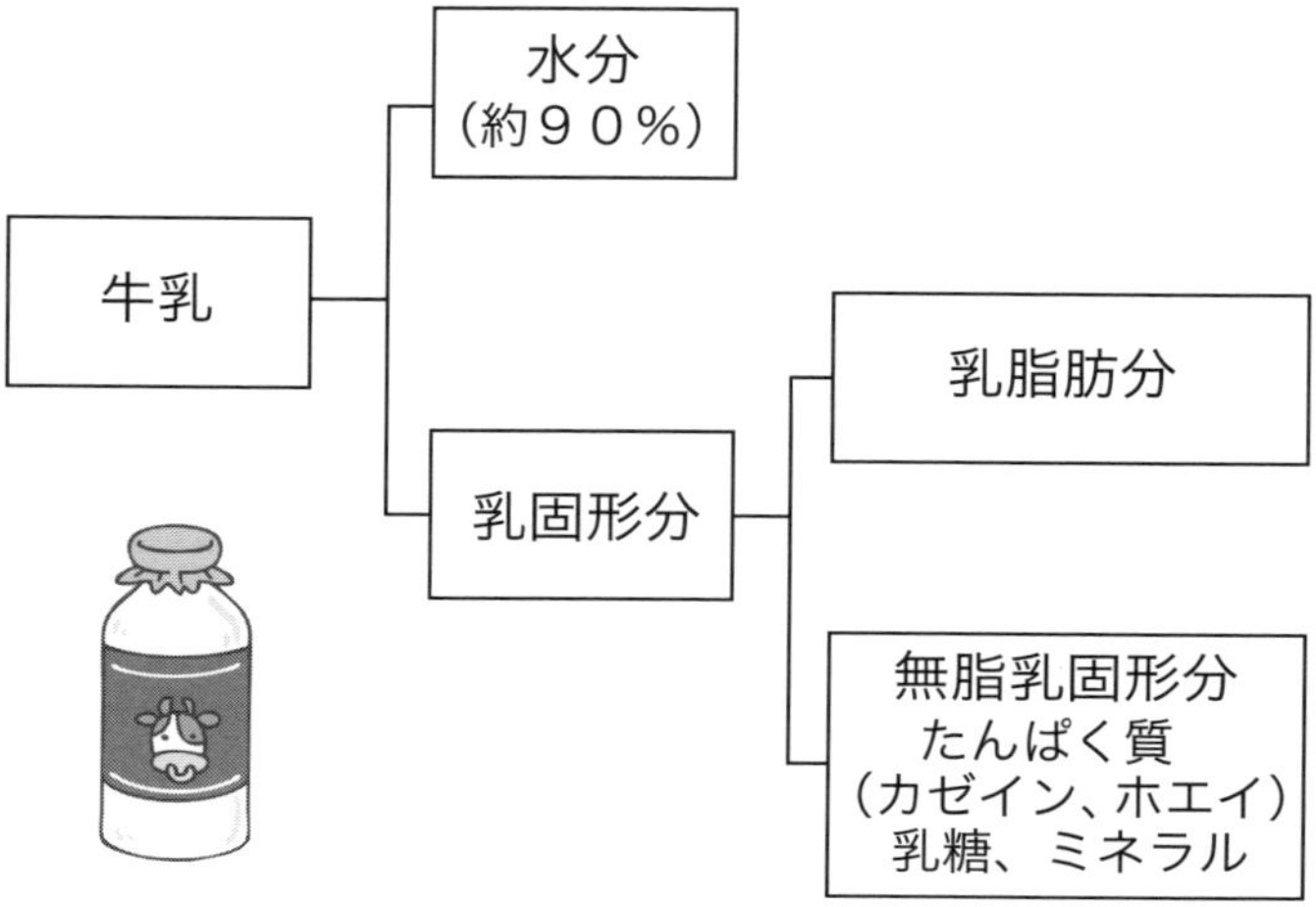

現在、「牛乳」の表示ができるのは「成分無調整牛乳」「成分調整牛乳」「低脂肪牛乳」「無脂肪牛乳」です。「牛乳」から乳脂肪分のみを抜いた割合で「低脂肪牛乳」（乳脂肪0・5％以上1・5％以下）、「無脂肪牛乳」（乳脂肪0・5％未満）と表示されます。

「成分調整牛乳」では脂肪分の規定はなく（「低脂肪牛乳」より脂肪分は多いとされます）、ミネラルなどが抜かれても、その量の規定はありません。そのぶん、味が薄くなるので水分を抜いて濃さを調整しています。価格は牛乳（無調整）より少し安い価格で販売されています。

逆に、生乳以外の成分を加えた飲料は「加工乳」「乳飲料」と呼ばれます。

「加工乳」は無脂肪乳固形分が8・0％以上、生乳、脱脂乳、脱脂粉乳、濃縮乳、クリーム、バターなどの乳製品を加えたものです。

「乳飲料」は、脱脂粉乳などで無脂乳固形分を3・0％以上にしたもので、カルシウムや鉄分などを加えた栄養強化タイプ、コーヒー、果汁、甘味などを加えた嗜《し》好タイプなどがあります。加工乳には添加物が多用されています。

成分を抜いたり、足したりして、さまざまな牛乳もどきの飲料が開発・販売されていますが、多種類の商品で売上高を増やせるので、乳業メーカーにはメリットがあると思われます。しかし、消費者にとってメリットはどれほどあるのでしょうか。「成分調整牛乳」は、少し価格が安い「牛乳」という誤解を与える点で問題ありと思います。

脂肪を抜いた低・無脂肪牛乳は、あまりおいしいものではありません。脂肪を減らそうと選んでも、それが健康やダイエットにどれほど寄与しているのかはまったくわかりません。乳飲料などの添加された栄養素についても同様です。体に必要な栄養素は、食事から摂取することがもっとも肝要です。

なるべく無添加で自然に近い食べものを、牛乳なら成分無調整を選んでほしいと思います。

熱で成分変成の超高温殺菌牛乳

「牛乳」には以下の殺菌方法の違いがあります。

①低温殺菌牛乳（パスチャライズド牛乳）

有害な菌だけを死滅させる最低の温度と最短の時間の組み合わせで加熱。風味を損なわず、たんぱく、ビタミンなどの熱変成が少なく、「生きている牛乳」といえます。

低温殺菌には以下の方法があります。

●低温保持殺菌：63度で30分間加熱殺菌する方

法

●高温短時間殺菌：72度から78度で15秒間程度加熱殺菌する方法

欧米の飲用乳の主流はこの殺菌方法です。

②超高温処理殺菌牛乳

120度から150度、1～3秒加熱殺菌する方法。現在、日本で主流となっています。保存期限が伸びる利点があります。

しかし、たんぱく質、ビタミンなどは熱変成し、たんぱく質が消化されにくい形になっているため、アレルギーを起こしやすいと指摘されています。飲み口がこってりと感じられるのは、たんぱく質のカゼインの熱変成によるものです。

5 米国では放射線照射食品を許可

米国では毎年、サルモネラやO１５７などの細菌汚染によって１４００万人が食中毒にかかり、１８００人も死亡していると推定されています。米国食品医薬品局（ＦＤＡ）は、食中毒の予防として全食品への放射線照射を許可しています。放射線照射とは、食品にコバルト60やセシウム１３７などの放射線を照射することによって、殺菌、殺虫、貯蔵期間の延長などを行うものです。

１９６３年、米国陸軍が兵士の食料として開発した照射ベーコンがＦＤＡに認可されましたが、68年、陸軍の実験に欠陥があったとして、ＦＤＡは認可を取り消しています。

その後、ＦＤＡは寄生虫抑制を目的として豚肉（生）に、成熟抑制を目的として青果物に、殺虫を目的として全食品に、殺菌を目的として香辛料・調味料への放射線照射を認可。90年以降、病原菌制御を目的として食鳥肉、牛肉などの赤身肉、卵（殻付き）などへの放射線照射を許可しています。

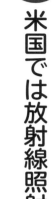

脂質への照射で発がん性の危険

放射線照射は、原子や分子の化学結合が切断されて生成されるフリーラジカル＊をＤＮＡに照射して細胞死を起こすことで、食品の殺菌、殺虫、発芽防止などを行うものです。しかし、照射で生き残った微生物が増殖する危険性、栄養素・ビタミン類が損なわれる可能性、食味の変化などが起こり得るとされ、脂質に放射線照射した場合、「シクロブタノン」という物質が生成されます。

１９８３年、国際食品規格委員会（コーデックス委員会）で、10キログレイ以下ならすべての食品に照射を認めるコーデックス規格が採択されました。

97年、ドイツ連邦栄養研究所は、シクロブタノンに変異原性（発がん性）の可能性があると報告。この安全性への疑問が議論され、03年に、コーデックス規格で、技術的必要性があれば照射の放射線量は10キログレイ以下とする改定が行われました。また、食品類は再照射してはならないとされましたが、穀類、豆類、乾燥食品は、保管中の虫食いの防止の目的で再照射を認めています。これは貿易の都合に合わせたものです。

日本では、ジャガイモの放射線照射だけが実用化されています。73年、北海道士幌農協に総工費約3億円をかけて照射プラントが建設されましたが、約2億３０００万円は農水省、約２０００万円は北海道の補助金が交付され、原子力の平和利用をうたうための国策施設といわれています。

ここでは、コバルト60を線源にして、ジャガイモに放射線を当てて芽止めしています。年間約８０００トンの照射ジャガイモが、ジャガイモの端境期である3月下旬～4月に出荷されています。消費者団体の反対や給食に使わせない運動などが広がっているため、反対の声のない地域に出荷されているといわれています。

日米FTA通じて輸入増大の恐れ

２０００年に、全日本スパイス協会から香辛料への放射線照射の認可申請が出されましたが、消費者団体が連名でその必要性や安全性が疑問であるとして反対を申し入れ、許可手続きは保留されたままです。

放射線照射は安全性の問題に加え、検知法がまだありません。照射されても検知できないので、違法な使用が懸念されます。実際、日本ではベビーフード企業が違法に照射された粉末野菜を使っていたことが、内部告発で発覚しています。また、一度ならず再照射されることも起こります。照射量が増えればリスクは高くなります。

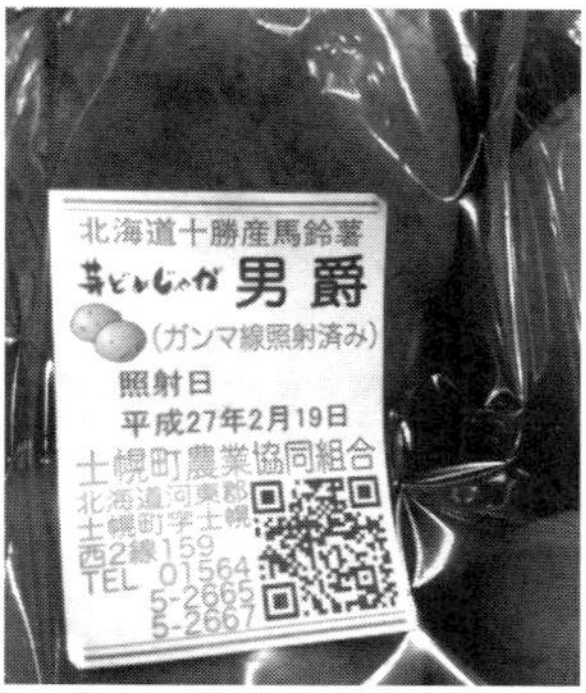

ジャガイモの芽止めのために照射

日米ＦＴＡで、放射線照射の米国基準を受け入れることになれば、各種の照射食品を輸入することになります。ずさんな食品の取り扱いによって細菌汚染を起こしても、それを放射線照射で対応すればよしとする米国流は、真っ当ではありません。

〔＊〕フリーラジカル：放射線に通常２つある電子が１つしかないために不安定で、反応しやすい。体の酸化を促進させる作用。

6 原発事故による食品の放射能汚染はいま

２０１１年３月11日の東京電力福島第１原発事故からすでに８年が経ちました。最近は、食品の放射能汚染の報道がほとんどされなくなり、私たちの警戒心も薄れつつあります。

しかし、大量に放出された放射性物質が消えてしまったわけではありません。放射性物質の放射線を出す力が減衰するには、とても長い時間がかかるのです。セシウム１３７の場合、半分になるのに30年、ほとんど影響がなくなる１０００分の１にまで減衰するのに３００年かかるといわれています。

食品による内部被ばくには、注意を払う必要があります。放射線にはこれ以下なら安全という「安全線量」（しきい値）は存在しません。どんなに微量でも影響があります。図②のように毎日わずか１ベクレルの摂取でも、１０００日続くと体内放射能は２００ベクレルにもなるのです。

摂取した放射性物質の大半は排出されますが、体内に留まるものがあり、内部被ばくが起こります。通常の病気を複合・増幅するという形で影響が現れ、心臓病、糖尿病、がん、白血病、白内障、精神疾患、アレルギーの重篤化、インフルエンザ

図② 1000ベクレルのセシウム137を一度に摂取した場合、および1ベクレルおよび10ベクレルのセシウム137をそれぞれ1000日間毎日摂取した場合の全身放射能（ベクレル）の推移（1000日間）

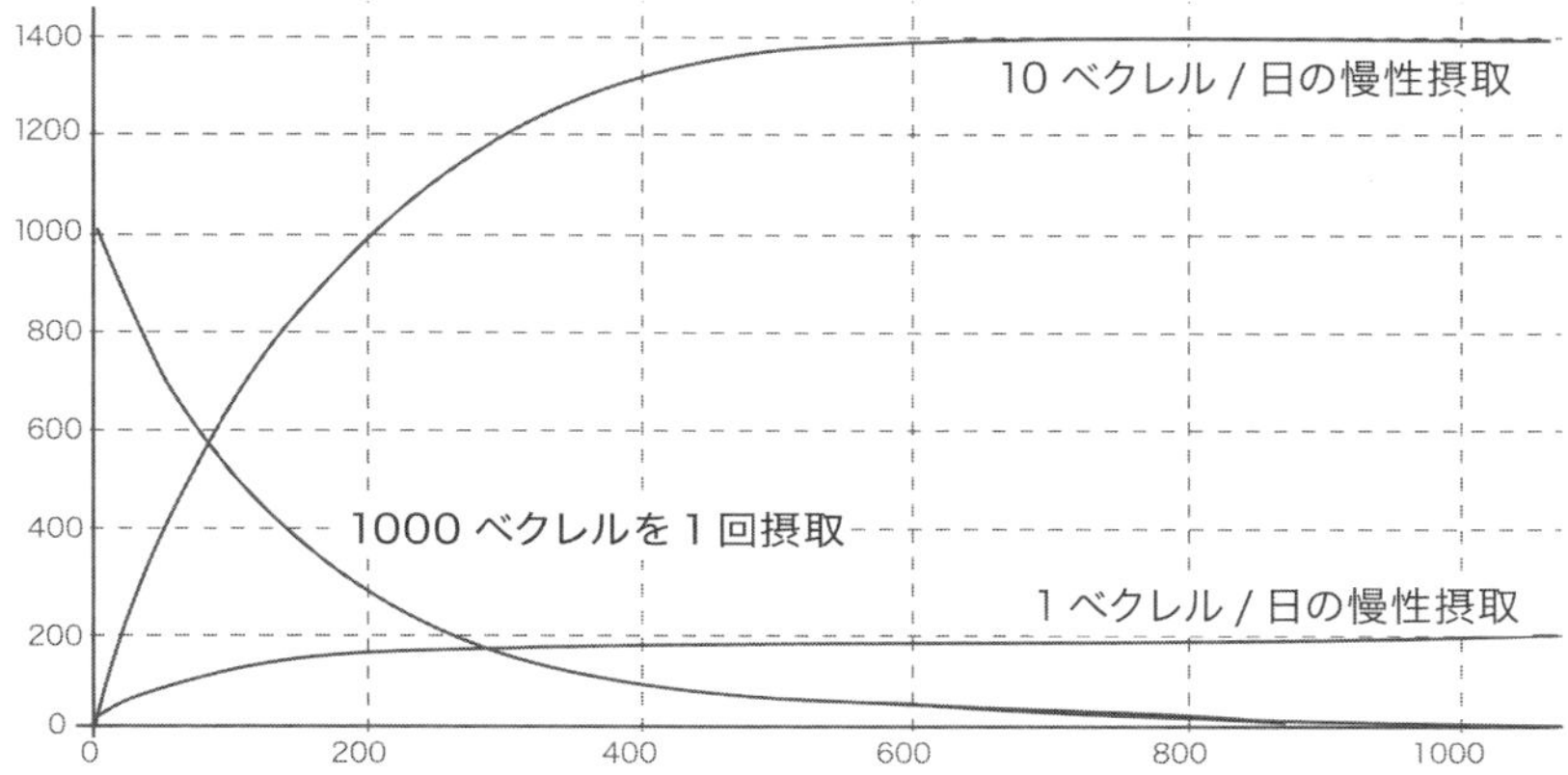

国際放射線防護委員会（ICRP）より

にかかりやすくなったり、免疫力が低下して病気への抵抗力が奪われたりするのです。

いまなお緊急事態、山の生物が汚染

多くの国・地域が、福島の原発事故による放射能汚染地域の食品輸入に対して、いまも禁止措置や厳しい規制を続けています。

日本の放射性物質の一般食品の基準値は1kg当たり100ベクレルです。この高い値は現在も続く原子力緊急事態宣言下における「がまん値」なのです。事故前、100ベクレルの汚染レベルは、低線量放射性廃棄物として厳重管理されなければならない値です。ですから、「この基準値を下回れば安全」というのは誤解なのです。

各自治体が食品の放射能汚染検査をしていますが、全頭検査の牛肉の件数ばかりが多く、その他は検査品目や件数が大幅に縮小され、汚染が高い品目に特化して検査されています。

19年3月の発表では、野生のイノシシ肉やシカ肉、野生のきのこ類、タケノコ、タラの芽、コシアブラ、ワラビなどの山菜が基準値を超えています。除染の手が入らない森林の生物が汚染されているのです。山菜採りのシーズンでは、山菜の汚染に注意が必要です。

ヤマメ、イワナ、ウナギ、ギンブナなど湖沼に生息する淡水魚では、基準値超えが続いています。淡水魚は、山から流れ込んだ水がたまる閉鎖系の環境にあるからでしょう。

放射性物質は森林や湖沼、土や汚泥、ちりなどの中にとどまり、また風や水とともに移動しています。関東平野に降った放射性物質は、雨などで流され、東京湾に注ぐ川の河口付近で高濃度であることが報道されています。放射性物質は海底の泥にたまっているので、底物の魚や貝の検査の充実が求められます。加えて、福島第1原発から汚染水が海に漏れ続けていることからも、水産物の検査は増やすべきです。

「まごわやさしい」食生活の勧め

食品や水、大気からの放射性物質の取り込みをゼロにすることは困難ですが、栄養・ミネラルを十分に摂取する食事を心がけることが重要です。内部被ばくは活性酸素を生み、体はダメージを受けますが、免疫力を高めれば対抗できます。ですから、免疫力を阻害する農薬や食品添加物の多い加工食品をできるだけ避けることです。

そして、日本の伝統的な食材を摂取することです。豆・ゴマ・ワカメ・野菜・魚・シイタケ・イモ。

「まごわやさしい」と覚えてください。

野菜や果物は旬のもの、カリウムを多く含む果物や豆。みそ・納豆などの発酵食品。そして排せつを促す食べもの――リンゴやかんきつ類、切り干し大根、干し柿といったペクチンが豊富なものやアルギン酸を含む海藻。そして玄米に含まれるフィチン酸には、体に入った放射性物質を排せつしやすくする作用（キレート作用）があります。健康を守る食生活を心がけることが内部被ばく対策でもあるのです。

それにしても原発再稼働は許せないことです。

人類史未曾有の原発事故である東京電力福島第一原発事故によって、世界は脱原発に舵を切っています。人類は核を制御できないことが示されたからです。まっ先に脱原発すべき日本なのに、電気は足りているのに、再稼働とは筋が通りません。

事故によって広大な土地を失い、食べもの汚染を受け、計り知れない被災者の苦難を思えば、再稼働はあり得ないのです。

第10章
食料主権の確立が私たちの生命と環境を守る

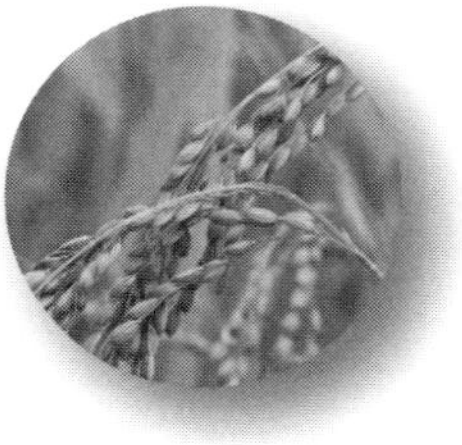

1 関税撤廃による食料主権の破壊

２０１８年３月、ＴＰＰから離脱した米国を除く11カ国による新協定（ＴＰＰ11）が調印されました。日本は、協定の承認と関連法案をごくわずかの時間国会審議しただけで強行可決し、５月にいち早く国内批准手続きを終えたのです。そして、日本を含む６カ国の国内手続きによって、12月末にＴＰＰ11が発効しました。

●ＴＰＰ11参加国＝日本、オーストラリア、ブルネイ、カナダ、チリ、マレーシア、メキシコ、ニュージーランド、ペルー、シンガポール、ベトナム

ＴＰＰ11は、米国離脱に関係するごく一部の項目を凍結しただけで、ＴＰＰ協定の規定がそっくり踏襲されました。

国会決議で除外するとした重要５品目（コメ、麦、牛肉・豚肉、乳製品、甘味作物）では30％もの関税を下げ、野菜や果物、農林・水産物のほとんどで関税を撤廃してしまいました。さらに７年後に輸出国から要求されれば、農産物関税の見直し協議に応じなければなりません。

加えて、米国が離脱したにもかかわらず、協議のさいに修正要求をしなかったために、乳製品の低関税輸入枠と牛肉の緊急輸入制限（セーフガード）の米国分を10カ国に譲り渡すことになりました。また、米国からは乳製品、牛肉の輸入が続くのでダブルパンチとなってしまいます。

牛肉の緊急輸入制限の発動基準は発効時59万トンで、輸入量がこの数値に達すると、高い関税を復活させて輸入制限ができます。しかし、16年の輸入量は52・6万トン（うちオーストラリア産が最大で27・7万トン、米国産は20万トン）です。仮にオーストラリア産牛肉が倍増（55・4万トン）しても、離脱した米国からの輸入はカウントされないので、発動基準59万トンに達しないため、この緊急輸入制限は発動されません。一方、米国産牛肉は減ることはないので、牛肉輸入はぐっと増えるのです。

これでは、日本の農産物輸入は、まったく歯止めを失うことになりかねません。さらに、ＴＰＰ11は農業分野ばかりではなく、医療、保健衛生、社会保障、食の安全、地域経済に重大な影響を及ぼすもので、国のあり方そのものを変えてしまいます。

ＴＰＰをベースに日米ＦＴＡ移行

一方、米国は日米ＦＴＡを強く要求しており、ＴＰＰ以上の関税撤廃、規制撤廃を求めています。２０１８年7月に動き出した「新貿易協議」＊は、いよいよ日米ＦＴＡ（自由貿易協定）の入り口に入ったといえます。ライトハイザー米通商代表部代表は「第一の標的は農産物」「ＴＰＰ交渉を上回る合意をめざす」と公言しています。食品の安全基準など多くの規制緩和がすでに実施されていますが、農産物の関税はＦＴＡなど協定を結ばないと発効しません。

米国農業団体は、離脱前のＴＰＰではせっかく日本からコメも牛肉も豚肉も乳製品も「おいしい成果」を引き出し、７年後に再交渉も約束させていたのだからと、このぶんを上回る日本の輸入拡大を声高に求めています。ＴＰＰ合意をベースに、日本への負担増を付加した日米ＦＴＡへの移行という事態が懸念されます。

日本政府は、米国政府が繰り出す「対日年次改革要望書」「米国在日商工会議所の意見書」「外国貿易障壁報告書」「日米経済調和対話」の要求やＴＰＰ日米２国間合意に唯唯諾諾《いいだくだく》と応えていくばかりです。種子法廃止にみるように、米国投資家の追加要求は、規制改革推進会議を通じて対処することが約束されており、際限なく続く米国からの要求で、巨大企業の経営陣の利益のために国民生活が犠牲になるアリ地獄にはまることになります。

山が荒れ果てて洪水起きやすく

食料はエネルギーと並ぶ国家存立の２本柱です。戦後一貫した米国の「食料は武器」の国家戦略によって、日本の食は米国にじわじわ握られていき、いま最終仕上げの局面を迎えているのです。

輸入食料はアフラトキシン汚染、高い農薬残留、ホルモン剤、遺伝子組み換えなどの問題を抱えており、私たちに健康リスクをもたらします。関税が一段と下がって、安い輸入食料が席巻するようになれば、国内農畜産業は立ち行かなくなるでしょう。ごく一部の企業がもうかる農業を実現したとしても、国民全体の命や健康、そして環境リスクは増大してしまいます。

目先の経済効率の追求で、林業や農業が衰退し、山が荒れ、耕作放棄地が増えたため、ゲリラ豪雨に耐えられず、洪水が起きやすくなっています。全国に広がる獣害もそうです。国内をこのような状況にして、私たちの食べものは海外で作ったものでいいのでしょうか。

〔＊〕新貿易協議：日米両政府の新たな貿易協議。米国は貿易赤字削減に向けて自動車や農業分野で市場開放などを要求している。

2 米占領下で蹂躙《じゅうりん》されたイラクの食料主権

種子法廃止となった今後は、コメなど重要穀物の種子が、公的種子から民間の種子に取って代わられていくでしょう。民間企業の中心は、米国に本拠を置くアグリビジネスです。米国の占領によりアグリビジネスに蹂躙されてしまったイラクの例を他山の石とし、日本の未来をこのようにしてはいけないと思います。

人類が初めて小麦を栽培し、農業が誕生したメソポタミアの地では1万年もの間、農民は種取りをし、翌年作付けしてほかの特長をもつ品種と交配し、年々品種改良を積み重ねてきました。今日、判明しているだけでも、世界中に20万を超える小麦の品種があるのは、古代から続く農民の働きと、知識の共有と伝達のおかげなのです。

イラク農民のほとんどが自家採種し、自給的農業を営んでいました。ところがイラクを占領した米国によって、イラク農民は米国に本拠を置くアグリビジネスの支配下に置かれ、農業の形は激変しました。

自家採種を禁止、挿し木もできず

米国によるイラク暫定占領当局が発した100

の「指令」の1つ、「指令81」による特許法改正で、新たに植物新品種保護が挿入され、企業などが開発した登録品種の種取りを禁止しました。それまでイラク憲法では、生物資源の私的所有は禁止されていたのです。

種取り禁止の登録品種が農家に奨励されます。在来の種子は自家採種できますが、企業がある特徴をもつ品種を登録したら、その登録品種と似た形質を示す在来種にも開発企業の権利が及び、栽培、種取りが違法になります。こうして在来種子も、開発企業の特許のなかに囲い込まれていくのです。

この制度では、新品種開発者の権利は、種苗だけでなく収穫物にも及びます。また、挿し木・接ぎ木など栄養繁殖にも及ぶので、農家は挿し木・接ぎ木もできません。この制度が促進するのは、世界の種子市場を支配する巨大企業によるイラク農業への侵略なのです。

この新法はまた、イラクにおける遺伝子組み換え種子の販売・生産を促進するとともに、新しい種子に付随して、農薬の数々がモンサント、カーギル、ダウなどによって、イラク農家に売られることになりました。

イラクの農業は、十分自給できる能力や条件をもっています。しかし、この能力を発展させる代わりに米国は、占領中に、イラクの食料生産を米国企業の利益に奉仕するべく方向づけしたのです。

さらに、もう1つの「指令39」では、外国人投資家にほぼ全分野に投資する権利を無制限に認めています。100の指令すべてを合わせると、イラクの貿易体制、中央銀行設置法、労働組合法などほとんど経済の全領域をカバーし、米国がイラクを去った後も、イラクの経済すべてにわたって、実質的には米国の「占領下」にとどまり続けるようにしたのです（参考『エコロジスト』イラク：暫定占領当局指令81：在来種は消滅し農民は米企業の配下に、ジェレミー・スミス、２００５年１月21日）。

標的とする日本の規制を次々破壊

いま、形を変えて日本が標的にされているのではないでしょうか。規制改革推進会議などをとおして、次から次へと「岩盤規制」を破壊するのは、米国の経済的占領のためとみることができます。この状況を許したままでは、日本が自給しているコメが危なくなっていきます。企業の農地所有、種子法廃止による民間の種子参入、登録品種の自家採種禁止、農協解体、関税撤廃をめざす貿易協定締結の流れは、イラク化を思わされます。

国内の農業生産を保護し、そのために通商を規制し、食料生産の方法や輸入すべきかどうかを決定するのは私たちの権利なのです。それが食料主権です。いま、日本の私たちの食料主権が侵害されつつあるのです。

❸ 日本の有機農業は全農地のわずか0・4％

近代農業がもたらした弊害の最たるものが、農薬です。第２次大戦で開発された化学兵器・神経ガスの技術転用で農薬が製造されました。日本では戦後の食料増産のために農薬の使用が始まり、増え続けました。１９７５年、有吉佐和子の『複合汚染』（新潮社）*[1]がベストセラーになり、農薬多用が及ぼす深刻な影響を告発しました。

日本の農耕地における単位面積当たりの農薬使用量は、ＯＥＣＤ（経済協力開発機構）諸国のなかで、２位を占めています。田んぼや川、野山から多くの生物が姿を消したのは、農薬散布が原因です。農薬は環境ホルモン作用の最たる物質であり、微量でヒトのホルモンをかく乱し、精子が減少し、流産、死産、オスのメス化など生殖の異常が起きるとされています。近年、日本で使用量が多い有機リン系、ネオニコチノイド系農薬は、ヒトの中枢神経に作用し、発達障害の増加に関与すると懸念されています。

消費者は安全・安心を求めて、有機農産物に対する志向を強めています。有機農産物は「化学肥料及び農薬を使用しない、遺伝子組み換え技術を利用しない」と定義されています。おいしさと生命力があるので、消費者に支持されているからでしょう。

農薬だけでなく、なぜ化学肥料も禁止なのでしょう？　植物は栄養を求めて、根にたくさんの毛細根を発達させます。しかし、化学肥料を投入すれば、毛細根は発達する必要がなく、また早く成長します。促成栽培の虚弱体質なので、病害虫に弱くなります。そのため、農薬を多用しなくてはならなくなるのです。その結果、天敵まで殺してしまい、よりいっそう病害虫がはびこるという悪循環に陥ります。

化学肥料で育てた農作物は味が薄くなります。それは過剰な栄養分を吸収するために、水分をたくさん吸収するからです。また、作物が利用しきれなかった栄養分は、硝酸態窒素となって作物に残留します。硝酸態窒素は唾液によって亜硝酸態窒素に変化し、発がん性物質のニトロソアミンを生じる問題があります。加えて、血液中で酸素を運ぶヘモグロビンの働きを阻害し、乳幼児が酸欠症状を起こす原因にもなるのです。

表①のように、世界的に有機農業の面積は急速に拡大しています。日本は、全農地のわずか０・４％、１万２０００戸（全農家の０・５％）が有機栽培を行っています（２０１０年）。

韓国の状況をみてみましょう。同じ温帯モンスーン地帯にあり、農業構造が似ている韓国では、１９９７年に環境農業育成法を成立させ、99年から は農法転換に伴う収入減少分と生産費減少分の差を３年間補てんするなどの直接支払いを開始しています。

これらの政策によって、２００７年には０・５％だった有機農業の面積シェアが、11年に１・０％、

表① 世界で急速に拡大する有機農業面積（2016年）

国名		面積割合（%）
イタリア	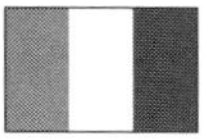	14.5%
ドイツ	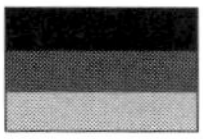	7.5%
フランス	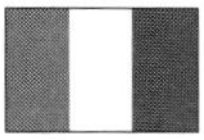	5.5%
韓国	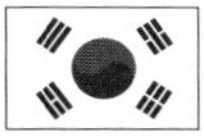	1.2%
日本		0.4%（2010年）

出典：FIBL&FOAM「The world of organic agriculture Statistics &Emerging Trends 2018」

16年に1・2%と増え続けています。

日本の場合、有機農業が1万2000戸に対し、環境保全型農業が20万戸と20倍近くあります（次ページ図①）。栽培期間中、農薬や化学肥料を地域の慣行的使用回数の5割以下に減らせば、環境保全型農業による「特別栽培農産物」という表示が容易に認められます。

農薬使用が前提の特別栽培農産物

一方、有機JAS認証を取得して販売するには1作物1作ごとに高い認証料を負担しなければならず、たくさんの書類も用意しなければなりません。そのため、認証を取らない有機農家のほうが多いのです。これらの農家は、産消提携*[2]という個々の消費者との信頼関係による直接販売をしています。

図① 有機農業に取り組んでいる農家数(2010年)

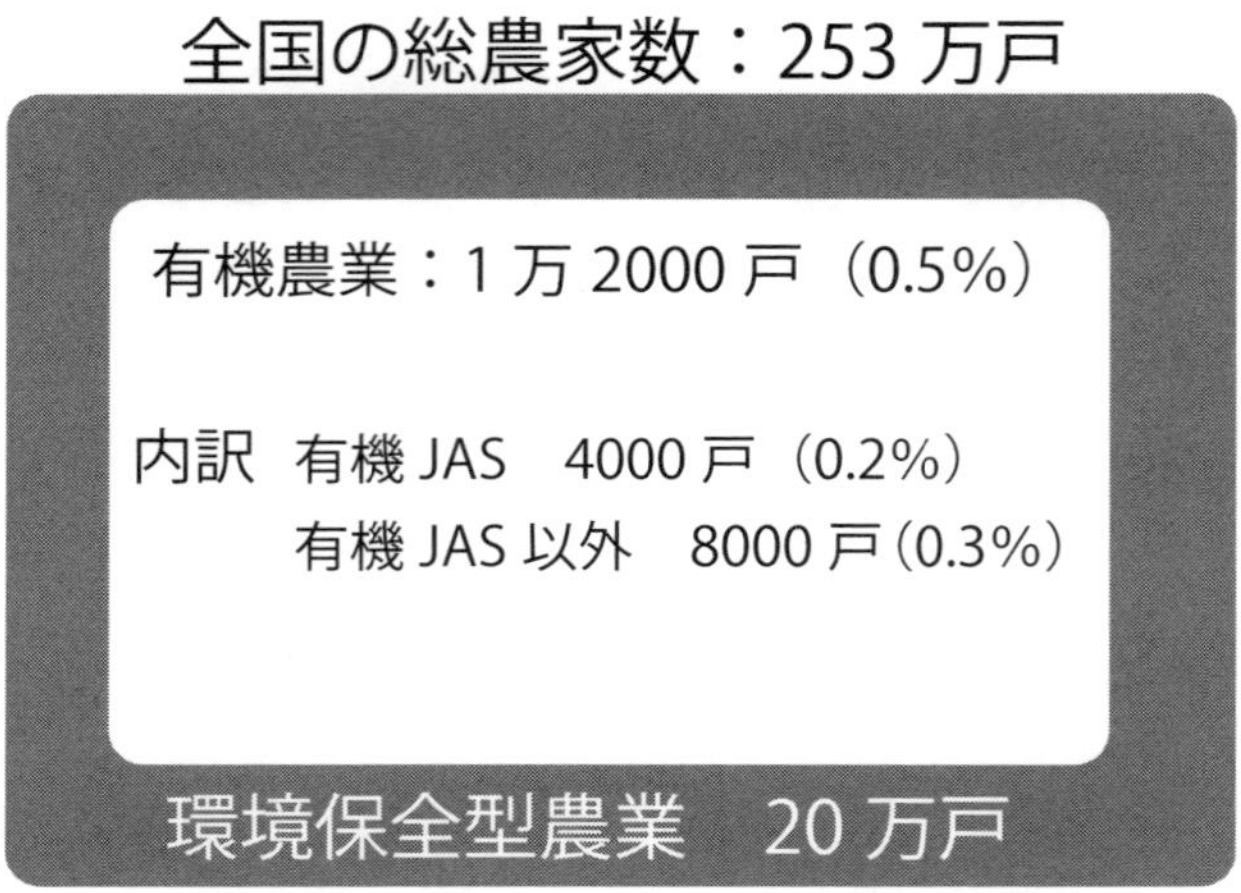

出典：2010年世界農林業センサス平成22年度有機農業基礎データ作成事業報告書 表示・規格課調べ

農水省がもっぱら支援しているのが、栽培中に農薬や化学肥料を減らした程度の特別栽培農産物であるのは、農薬使用を前提とする農業政策を墨守しているからでしょう。韓国では、消費者の低農薬農産物はいらないという声の高まりで、減農薬規格がなくなりました。

農薬散布を地域全体でやめて、有機に転換することが必要なのです。そうしなければ、農薬のドリフト（飛散した農薬を浴びる）や水系が農薬で汚染されることを避けられません。日本政府には有機農業へ転換する本気の取り組みを望みます。

（＊1）『複合汚染』：有吉佐和子の長編小説。1974年10月から75年6月まで朝日新聞に連載。
（＊2）産消提携：生産者と消費者が提携し、農産物の安全性、適正価格などを協議し、農業と食料を守る運動。

4 ソウル市の学校でオーガニックの無償給食

パク・ウォンスン・ソウル市長が、２０２１年からソウル市のすべての小・中・高校で「オーガニック無償給食」を全面施行すると発表しました（ハンギョレ新聞、18年10月29日付）。給食に「オーガニック」と「無償」の両方を実現するとは、驚きを禁じ得ません。

現在、ソウル市の高校生のうち、所得が低い家庭や校長の推薦のある15・３％（３万９３５４人）が毎月給食費の支援を受けており、パク・ウォンスン市長は「オーガニック学校無償給食が施行されれば、３万９０００人の生徒が給食費の受給申請をしなくともよくなる。受給者の烙印を押されることが恥ずかしくて申請しない生徒もいたが、ご飯を食べるときにも差別を受けずに友達とつきあえるよう、私たち社会が努力しなければならない」「生徒１人当り年間80万ウォン（約８万円）の給食費が節減され、家計負担もそれだけ減るだろう」と述べたとのこと。

予算は市教育庁が50％、ソウル市が30％、自治区が20％を分担。市は、オーガニック無償給食をすべての小・中・高１３０２校に施行するために、人件費と管理費を含めて年間約７０００億ウォン

（約700億円）の予算と見積もっています。子どもたちも親たちも喜んでおり、これぞ血の通った政治であると感動するとともに、とてもうらやましく思いました。韓国では、有機農業が著しく拡大し、学校給食に有機農産物を供給できる生産量があるということでしょう。

地産地消条例を有機条例に変更

韓国は「身土不二」の考え方に基づき、学校給食に地元の農産物を優先して使う地産地消条例を各自治体が制定していました。ところが、12年3月に発効した韓米FTA（自由貿易協定）には、ISDS（投資家対国家紛争処理）条項があり、この地産地消条例が米国農産物を排除するという理由で、韓国政府が米国企業から訴えられる恐れがありました。

ISDSは、外国企業や外国投資家が相手国の規制や条例によって期待した利益を得られないと判断した場合、相手国政府を提訴できる条項で、「毒素条項」と呼ばれています。しかもその締約国の裁判所ではなく、米国にある投資紛争解決国際センターで審判され、国や自治体などの規制が人権や安全や環境などを守るためのものであっても関係なく、提訴した企業・投資家に損害を与えたかどうかだけが審判基準とされます。

FTA違反であると裁定されれば、巨額の賠償金を支払わねばならなくなります。そのため、韓国政府は各自治体に地産地消条例をやめるよう指示をしたのです。

この指示を受けて、なんと9割の自治体が有機農産物を使うよう条例を変更しました。これなら地域を限定して米国産を差別するわけではなく、品質を問うなら、米国産にも門戸を開く形になるためです。災い転じて福となした叡智です。

千葉県いすみ市初の有機米給食

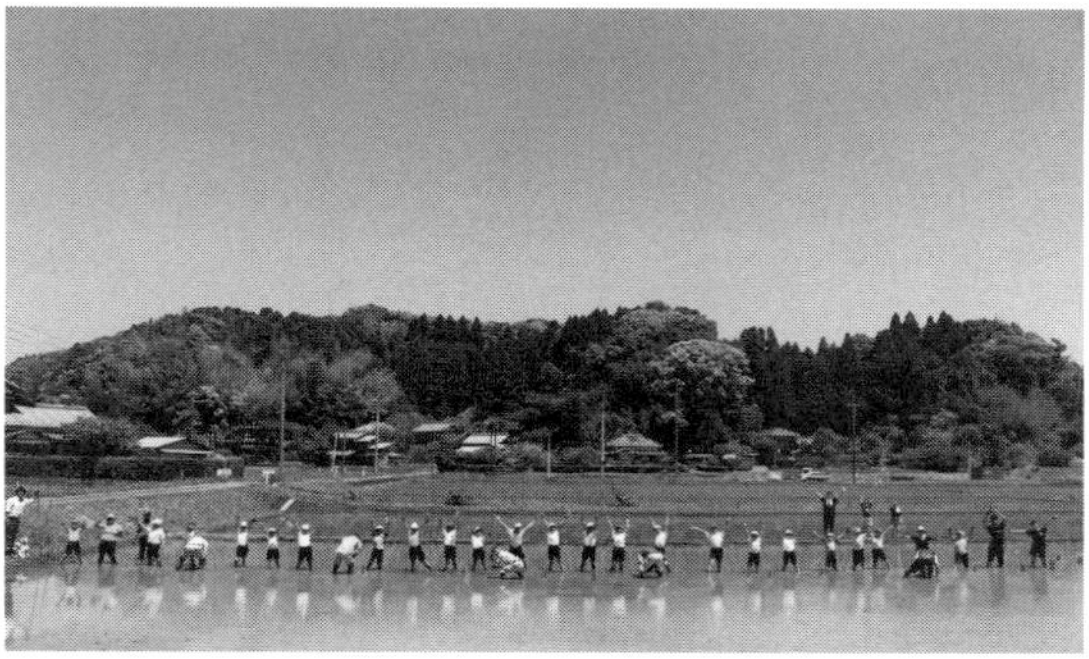
有機米の水田で田植えをするいすみ市の子どもたち

さて、日本では学校給食の無償化も有機給食も遠い夢の状況ですが、意識の高い自治体が出始めていることに希望があります。千葉県いすみ市は2017年10月、全13市立小中学校の給食で使用するご飯について、全量を無農薬・無化学肥料の有機米に改めました。全国初の試みです。

いすみ市は13年から「自然と共生する里づくり」の一環で、有機米の生産を農家に働きかけてきました。当初参加した農家は3人、収穫量は0・24トンだったのが、毎年作付面積を増やしていき、17年にはそれぞれ23人、約50トンと拡大。全小中学校の計約2300人分の使用量となる約42トンを賄うことが可能になったのです。このような取り組みが、日本全国の自治体に広がってほしいものです。

プロフィール

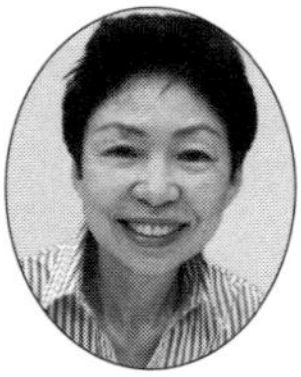

安田節子（やすだ せつこ）

食政策センタービジョン 21 代表。1990 年～ 2000 年日本消費者連盟で、反原発運動、食の安全と食糧農業問題を担当。1996 年～ 2000 年市民団体「遺伝子組み換え食品いらない！キャンペーン」事務局長。表示や規制を求める全国運動を展開。2000 年 11 月「食政策センタービジョン 21」設立。情報誌『いのちの講座』を発行。埼玉大学非常勤講師などを歴任。著書『自殺する種子　アグロバイオ企業が食を支配する』ほか多数。

食べものが劣化する日本

命をつむぐ種子と安心な食を次世代へ

2019年 9月25日　第1刷発行
2021年 7月　5日　第4刷発行

著　者　安田節子
発行者　千賀ひろみ
発　行　株式会社 食べもの通信社
〒101-0051 東京都千代田区神田神保町1-46
電話 03(3518)0621／FAX 03(3518)0622
振替 00190-9-88386
ホームページ http://www.tabemonotuushin.co.jp/
発　売　合同出版株式会社
〒184-0001東京都小金井市関野町1-6-10
印刷・製本　株式会社シナノパブリッシングプレス

■刊行図書リストを無料進呈いたします。
■落丁・乱丁の際はお取り換えいたします。

ISBN 978-4-7726-7710-3　NDC 596　210×148